AF640631

GESCHICHTE

UND

CHRONOLOGISCHE UEBERSICHT

DER

GESAMMTLITERATUR

DES

SCORBUTS.

Von

Dr. *R. Krebel.*

ST. PETERSBURG.

1849.

In Commission bei Veit & Comp. in Berlin

Zum Druck erlaubt.
St. Petersburg, den 21 Februar 1849.
A. Mechelin, Censor.

Aus der «Medicinischen Zeitung Russlands», 1848, No. 45—51. 1849, No. 2—6, 8 u. 9.

SEINEM LIEBEN FREUNDE

Dr. A. v. KYBER,

Kaiserl. Russ. wirkl. Staatsrath, Medicinalchef der Flotte und Hospitäler des schwarzen Meeres, correspondirendes Mitglied der Akademie der Wissenschaften und Ehren-Mitglied der Gesellschaft deutscher Aerzte zu St. Petersburg, Ritter des St. Wladimir-Ordens 3-ter Klasse, des St. Annen-Ordens 2-ter Klasse mit der Krone, des St. Stanislaus-Ordens 2-ter Klasse, des Griechischen Erlöser-Ordens, und Inhaber der Medaille für den Russisch-Türkischen Feldzug von 1828 und 1829.

I. Geschichte des Scorbuts.

Das Wort Scorbutus wird von einigen Schriftstellern vom Dänischen Schorbeel, Schorbuck, Schoerbuch (Olaus Magnus, hist. de gent. septentr. L. IX Romae 1555.) abgeleitet, andere wieder thun das vom Holländischen Scheurbuyk, Scheurbeck, noch mehrere legen das Sächsiche Schorbock zum Grunde, welches in seiner eigentlichen Bedeutung Grimmen und Reissen bezeichnet, während die richtige Ableitung von Slavischen Scorb (Krankheit überhaupt) sein dürfte.

Betrachten wir den Scorbut in Verbindung mit der Entwickelungsgeschichte des krankhaften Lebens zu verschiedenen Zeiten überhaupt, so müssen wir Häser's (Volkskrankh. 1 Th. S. 176.) geniale Ansicht als die richtige anerkennen: dass nämlich der Scorbut durch eine gewisse allgemeine Lebensstimmung zu epidemischer Entwickelung heranwuchs. Allein nicht allein dadurch, sondern auch durch solche zu der Zeit allgemeiner verbreitete gelegenheitsursächliche Momente, wie sie jetzt noch an bestimmten Orten die Krankheit nicht vollkommen erlöschen lassen, waren dazu erforderlich. Ohne dieselben würde zwar die Richtung der krankhaften Lebensstimmung dieselbe geblieben sein, allein die Gestaltung wäre eine andere geworden. Den Beweis für diese Behauptung wird jeder finden, wenn er die Entwickelung und Ausbreitung an den Orten verfolgt, wo die Krankheit auch jetzt noch zu epidemischer Gestaltung gelangt und wo sich individuell das wiederholt, was in der früheren Zeit allgemeiner auf die specielle Richtung des krankhaften Lebens überhaupt seinen Einfluss übte.

Bis zum Jahre 1250 n. Ch. finden sich keine bestimmten Angaben über denselben (K. Sprengel's Gesch. d. Med. B. 2. S. 690. B. V. S. 522. F. Schnurrer's Chronik d. Seuch. T. II). Die Seefahrten der Alten waren an und für sich nicht sehr weit und fanden mehr in der Nähe der Küsten, als im offenen Meere statt, so dass durch die immerwährende Erneuerung der frischen Nahrungsmittel und den kürzeren Aufenthalt auf dem Meere die Entwickelung nicht gefördert werden konnte. Bei den verschiedenen Heereszügen und Belagerungen der Griechen und Römer fanden allerdings solche Verhältnisse statt, welche der Entwickelung des Uebels günstig sind, allein in den Angaben, welche für die Kenntniss des Scorbuts bei den Alten angesprochen werden, (Hippocrates, Dio Cassium, Plinius, Strabo, Celsus, Aetius, Paulus Aegineta, Aretaeus, C. Aurelianus, von welchen wieder Celsus, Aetius, Paulus Aegineta, Aretaeus und C. Aurelianus Abschreiber des Hippocrates waren. Vergl. Gruner, morbor. antiquitat. p. 132—141. Auch die Oscedo des Marcellus gehört nicht den scorbutischen Mundaffectionen an, sondern ist als Stomacace zu betrachten.) stellt sich eine solche durchaus nicht heraus und diese können leichter auf Stomacace, Typhus, Icterus niger, Milzleiden etc. als auf Scorbut bezogen werden. Uebrigens mag ich nicht in Abrede stellen, dass auch scorbutische Erscheinungen von denselben beobachtet worden sind, allein als einer eigenthümlichen Krankheit angehörig, wenn auch mit anderer Bezeichnung, sind dieselben von den Alten nicht geschildert worden. Erwägt man dabei: dass bei den gebildeten Nationen der alten Zeit Vegetabilien den Hauptheil der Nahrung ausmachten und dass die Römer überhaupt, besonders aber die Soldaten und der gemeine Mann, das Wasser vermischt mit Wein oder Essig genossen, so kann man um so mehr sich zu der Meinung hinneigen: dass der Scorbut nur sehr selten und nicht bedeutend entwickelt sich gezeigt hat und daher nicht beschrieben wurde.

Die erste deutlich sprechende Aufzeichnung der Krankheit trifft mit der Belagerung von Damiette zusammen, im Jahre 1249. Nachdem nämlich Ludwig IX im August mit seinem Heere nach Egypten aufgebrochen war und Damiette eingenommen hatte, zog er 1250 nach Cairo, an dessen Einnahme er jedoch durch die gewöhnlichen Nielüberschwemmungen verhindert wurde. Als nun im Heere Unthätigkeit und Unordnung herrschte und dasselbe, nach einigen glücklichen Siegen von Seiten Meles Sala, eingeschlossen wurde, und grosser Mangel im Heere folgte, so zeigte sich eine Krankheit, bei welcher die weichen Theile der Glieder hart wurden, blaue Flecken bekamen, das Zahnfleisch faulte und die Kranken an Blutungen starben. (Joinville. Hist. de Louis IX. (Paris) 1261 p. 324.) Als Gelegenheitsursache für die Krankheitsentwickelung wirkte wohl auch die sumpfige Gegend, in welcher das Heer lagerte.

Nach dieser Zeit findet man erst wieder um die Mitte des 15. Jahrhunderts Beobachtungen über Scorbut aufgezeichnet z. B. von Echt, nach seinen zu Cöln gemachten Beobachtungen. Ausgebreitet herrschte das Uebel im Jahre 1446 im nördlichen Europa (G. Fabricius Annales urbis Misniae. Ed. an. 1446. Spangenberg's Mansfelder Chronik. Cap. 342. 393. J. Burchhard's Thüringsche Chronik. Leipz. 1613. B. 3. S. 25. Ch. Lehmann's Historisch. Schauplatz etc. Leipz. 1699. S. 849. Dreihaupt's Beschreibung des Saalkreises. B. 2. S. 764). Ebenso fallen in diese Zeit die ersten grösseren Entdeckungsreisen zur See, wo dann, bei der Unvollkommenheit des Seewesens überhaupt und den geringen Hülfsmitteln: um die Mannschaft gesund zu erhalten, sich der Scorbut, zumal auf den nördlichen Meeren, häufiger zeigte und bösartiger gestaltete, als dies im Allgemeinen in der neueren Zeit der Fall gewesen ist. So wurde die Mannschaft eines Venezianischen Kaufmanns P. Quirino im Jahre 1431 vom Scorbut ergriffen und hatte viel zu leiden, nachdem sie zwischen Norwegen und Island verschlagen worden war. (Forster's Gesch. d. Entdeck. im Nord. S. 273.) Eben so raffte das Uebel viele von der Mannschafft des Vasco da Gama weg, als er im Jahre 1498 auf seiner Entdeckungsreise nach Indien sich an der östlichen Küste Afrikas, zwischen Mozambique und Sofola, um seine Schiffe auszubessern, verweilte. (Barros Gesch. d. Entdeck. etc. A. d. P. von D. W. Soltau Th. 1. S. 107.) Im December 1535 befiel das Uebel die Mannschaft Cardier's, als sie auf der Fahrt nach Neufundland durch den grossen Meerbusen auf dem Flusse Canada sich befand. Im Februar hatte dasselbe so um sich gegriffen, dass von 110 Mann nicht 10 mehr gesund, 8 bereits gestorben waren und mehr als 50 dem Anscheine nach ohne Hoffnung darniederlagen; später noch blieben nicht 3 Mann gesund. Nachdem 25 gestorben und die übrigen Kranken sich in einen so elenden Zustande befanden, dass man ihr Aufkommen bezweifelte, lernte man von den Einwohnern den Nutzen der Canadischen Fichte gegen den Scorbut kennen, vermittelst welcher denn auch die übrigen Kranken hergestellt wurden. (Hakluits collect. of Voyage V. 3. p. 225. Brief recit et succincte narration de la navigat. faite es ysles de Canada etc. Paris. 1545. p. 34.) Ebenso wurde die Reisegesellschaft v. Monts, Pongraves und Poutrincourts auf ihrer Reise durch den Theil von Neufrankreich (Canada, Norembergen, Hochelage und Labrador), welcher an Virginien gränzt, vom Scorbut heimgesucht. Es starben 36 Menschen und 36—40 erholten sich wieder im wiedergekehrten Frühlinge. Die grösste Sterblichkeit fand im Januar, Februar und März statt: es starben nämlich fast alle in diesen Monaten Erkrankte, während die später Befallenen leichter genasen. Wie wenig gekannt aber die Krankheit zu der Zeit war, geht daraus hervor: dass v. Monts, nach seiner Rückkehr, sich vergebens Aufschluss darüber zu verschaffen suchte. Im Jahre 1553 herrschte der Scorbut unter den Einwohnern von Stadogana (Hakluit a. O. Vol. 3. p. 225). Im Jahre 1556 wurde er epidemisch gleichzeitig mit Raphanie in Brabant, Böhmen, Schlesien und Genf beobachtet (Dodonaeus obs. méd. ex rar. c. 33) und eine solche Complication wird um so wahrscheinlicher, da manche Gelegenheitsursachen beiden Krankheitsformen als solche anheim fallen. Auch bemerken Aerzte der damaligen Zeit (Wyerus, Forest, Schenck etc.) im nordwestlichen Deutschland, vorzüglich aber an den Küsten, wo das Uebel häufig auftrat (R. Solenander. Consil. med. V. p. 501.), die Complication mit Gicht, nachdem der nasse Sommer von 1553 sehr nachtheilig auf die Vegetation eingewirkt hatte. Während der Jahre 1556, 1558 und 1562 beobachtete Ronseus (Dodonaeus l. c. C. 23.) den Scorbut in Holland und Brabant in Folge des aus Preussen eingeführten verdorbenen Getreides und der Witterung. Wahrscheinlich trug der allgemeine Mangel in Folge von Misswachs wesentlich zur epidemischen Ausbreitung bei. Ronseus erwähnt zugleich: dass der Scorbut immer in Holland in Folge von ungesunder feuchter Luft und schlechten Trinkwassers herrsche und nur bei nasser Witterung dann epidemisch werde, wenn noch andere Ursachen begünstigend mitwirkten. Der Frühling und Herbst waren die Jahreszeiten, wo er am gewöhnlichsten vorkam und im letzterem zeigte er sich hartnäckiger als im ersteren. Er verschonte zwar kein Alter, aber suchte doch vorzüglich Männer im höheren Alter heim. Was Albertus Angaben über Scorbutepidemien in Brandenburg, am Harz, in Böhmen, Schlesien und Obersachsen anlangt, so sind dieselben nicht zuverlässig, da viele der aufgezählten Krankheitserscheinungen so wenig dem Scorbut eigenthümlich sind, dass man nicht ohne Unrecht behaupten kann: er habe andere Krankheitsformen mit demselben verwechselt, oder doch die zufällige Complication mit Scorbut als das Hauptleiden angesehn.

Sehr verheerend zeigte sich der Scorbut während der Jahre 1562, 1563—1573 in einzelnen Ortschaften Schwabens, Hollands etc., nachdem in Folge von Kälte und Nässe Misswachs vorausgegangen war. G. Horst führt an: dass wenn gleich zu der Zeit in Niedersachsen und der alten Mark Brandenburg der Scorbut sehr häufig beobachtet wurde, er doch wieder an andern Orten weit seltener vorkam, was er der mehr oder weniger gesunden Nahrung, Witterung und der Beschaffenheit des Bodens zuschreibt. Im Jahre 1569 wurden die Holländischen Küsten von grossen Ueberschwemmungen heimgesucht, besonders aber Löwen und die Umgegend, worauf der Scorbut ausgebreitet auftrat. Im Jahre 1573 wurden in Holland, nach vorausgegangener Hungersnoth ganze Dörfer durch die Krankheit entvölkert. Im Jahre 1631 richtete die Krankheit in Verbindung mit Typhus unter dem Schwedischen

Heere während der Belagerung von Nürnberg grosse Verheerungen an. (J. Rötenbeck et C. Horn. Specul. scorbut. etc. Norinb. 1633.) Auch kam derselbe in den früheren Zeiten häufig in London vor und richtete, zumal im Jahre 1675 grosse Verheerungen an. Nach den Londoner Todenlisten von 1671—1686 starben 9451 an Scorbut. Von 1686 — 1701 hatte sich bereits die Zahl auf 569 verringert und von 1701—1776 finden wir nur 226 an Scorbut Verstorbene aufgezählt. (Black. Sterblichkeit des menschl. Geschl. A. d. E. Leipz. 1798. S. 50. 305.) Die Abnahme des Uebels zu London geht Schritt vor Schritt mit der Verbesserung der Strassen und Wohnungen, so wie auch mit der einer gesunderen Nahrungsweise. Ebenso finden wir die Krankheit unter der Besatzung des belagerten Breda, entstanden nach einer Pestepidemie in Folge von Hungersnoth und ungesunden Wohnungen. Zuerst erschien dieselbe um die Zeit des Aequinoctium und bis zum 20. März waren bereits an 1608 Soldaten befallen. (Myc. de morb. et symptomat. popul. Bredan. etc. Antwerb. 1627. Edidit Gruner. Jenae 1792.) Mit dem Eintritt der wärmeren Jahreszeit und nach der Vertheilung von Wein und Taback verlor sich die Krankheit immer mehr und mehr. Bei einigen Kranken entwickelte sich vorzüglich die Zahnfleischaffection, bei andern die Purpura scorbutica. Viele litten an Herzklopfen und starben plötzlich. Am heftigsten wurden die trägen Holländer ergriffen, die gleich im Beginn der Hungersnoth Hundefleisch verzehrten und dabei in feuchten Quartieren lagen; seltener dagegen die Wallonen und Flanderer, welche im Allgemeinen mässig lebten, sehr selten Franzosen, deren froher Muth, selbst in den Tagen der grössten Noth, sich durch Körperbewegung und Gesang aufrecht erhielt.

Im Jahre 1703 wüthete die Krankheit unter der Besatzung des belagerten Thoren so bedeutend, dass 5—6000 Mann dadurch weggerafft wurden. Im Jahre

1710 kam sie häufig in Verbindung mit Pest zu Coppenhagen vor. (J. G. Böttiger. Morb. malign. etc. explicat. cui pestis per sex mens. Haffniae saevient etc. Hamb. 1713.) Im Jahre 1731, 1732 und 1733 wüthete das Uebel bei nasser Witterung zu Cronstadt (Sinopaeus), 1732 beobachtete Nitsch dasselbe in Wiburg, 1733 zu St. Petersburg und 1742 in Finnland zu Wiburg während 8 Monate (Januar—August) in einer solchen Bösartigkeit, dass von den Befallenen fast Niemand gerettet wurde; allein nicht alle Krankheitsfälle waren Scorbut, sondern andere nur mit demselben complicirte Krankheitszustände. (R. Krebel. Erkenntn. u. Heil. d. Scorbut. Leip. 1838. S. 31. f.) In den Jahren 1734, 1735 herrschte derselbe in Verbindung mit Wechselfiebern in Ungarn und Oberitalien unter den Oesterreichischen Truppen. (Kramer D. epist. de scorbut. Norimb. 1737.) Desgleichen in den Jahren 1732—1742 häufig in den Russischen Armeen. Während der Belagerung von Asow, im Jahre 1736, wo die Witterung abwechselnd kalt und regnicht war, und die Soldaten Mangel an Holz hatten, griff die Krankheit ungemein um sich. Darauf folgte Regen abwechselnd mit grosser Hitze und ausser den Ueberschwemmungen der Donau, wodurch die Truppen sehr belästigt wurden, litten sie auch Mangel an guten Nahrungsmitteln. Ebenso kamen viele Scorbutische unter den Regimentern vor, welche nach Otschakow marschirten, wozu die grossen Strapazen, die strenge Kälte und Nässe, die schlechten Quartiere und die mangelhafte Ernährung Veranlassung gab. Ganz dasselbe gilt auch von der grossen Anzahl Scorbutischer, welche im Feldzuge am Dniester vorkamen; doch mag sie auch dadurch angewachsen sein: dass viele abgemattete Rekruten zu den Regimentern kamen, wenigstens scheint dies dadurch eine Bestätigung zu finden: dass im Jahre 1793, in dem Feldzuge bei Chozim, wo die Rekruten so zeitig anlangten, dass sie sich vor dem Beginn des Feldzuges erholen konnten, das Uebel weit seltener vorkam. Um diese Zeit fand man die Hospitäler zu Asow, St. Amera, Kobilak und Abo immer mit Scorbutischen gefüllt und halbe Regimenter wurden Opfer der Krankheit. In den J. 1749—1751 richtete dieselbe, in Folge von feuchten Wohnungen und schlechter Kost, grosse Verheerungen unter der Besatzung von Riga an; 1758 war der Scorbut in der Umgegend von Breslau die herrschende Krankheit (Baldinger's Krankheit. einer Armee etc. Leipz. 1774. Th. 3.) und im J. 1759 wurden Viele unter den Englischen Truppen in Canada ein Opfer derselben. Während der J. 1761 u. 1762 litten die Oesterreichischen Truppen in Schlesien, Ungarn und Piemont ungemein durch denselben, eben so auch im letzteren Jahre die Englischen Truppen in Bremen. Theils die niedrige Lage von Bremen, theils aber auch die feuchten Quartiere und der Mangel an frischen Vegetabilien sind als wesentliche Gelegenheitsursachen zu betrachten. Eben so verheerend finden wir ihn in den J. 1789 und 1790 unter den Russischen Truppen während des Feldzuges in Finnland (E Enneholm's Taschenb. d. Kriegshyg. etc. St. Peterb. 1813). Im Jahre 1801 während des Feldzuges der Franzosen in Egypten folgte der Scorbut im Lager am See Madieh auf eine Augenepidemie (Larrey's med. chir. Denkw. etc. A d. f. Leipz. 1813. S. 263 f.). Zuerst wurden einige Verwundete heimgesucht, nachdem Mangel an Lebensmitteln und frischem Trinkwasser eingetreten und die Soldaten durch den Durchstich des Sees Madieh grosser Nässe ausgesetzt waren. Darauf breitete sich die Krankheit so sehr aus, dass ein grosser Theil der Armee und der Einwohner gleichzeitig ergriffen wurden und sich bereits im August 1500 Scorbutische in den Hospitälern befanden, von welchen täglich 3, 4 bis 5 starben, von den erkrankten Einwohnern sogar 6—7, da sie gar kein gutes

Trinkwasser und nur verdorbenen Reis zur Nahrung hatten. Anfangs schien zwar die Vertheilung von Weinessig, Datteln, Kaffe, und Zuckersyrup das Uebel zu beschränken, als aber das Trinkwasser zu mangeln begann, machte das Uebel reissende Fortschritte. Bemerkenswerth ist übrigens: dass während der Dauer des Scorbuts kaum 2—3 Pestfälle vorkamen. Die Officiere welche eine bessere Nahrung hatten, blieben verschont. Das Uebel befiel Personen jeden Alters, vorzüglich aber solche, welche eben eine schwere Krankheit überstanden hatten. Nachdem man anfing gesundes frisches Pferdefleisch und Brod, aus gutem Reis bereitet, zu vertheilen, nahm das Uebel immer mehr ab, wozu auch wohl noch der Umstand beitrug: dass die Armee mit Medicamenten, vorzüglich Tamarinden und Citronen versorgt wurde. Von ohngefähr 3500 Scorbutischen, die in die Hospitäler von Alexandrien kamen, starben vom Juli bis 18. October, wo die Einschiffung der Kranken erfolgte, 262 und mehr als 2000 begaben sich vor und während der Einschiffung zu ihren Bataillonen; 700 davon gelangten mit der Krankheit behaftet nach Frankreich. Alle waren bei der Ankunft in die Quarantaine entweder geheilt, oder auf dem Wege der Besserung mit Ausnahme von 6—7, die auf der Ueberfahrt nach Frankreich gestorben. Hundert und einige der am schwersten Ergriffenen blieben in Alexandrien zurück, kamen aber später nach Frankreich zurück, ohne dass unter ihnen verhältnissmässig mehr Todesfälle stattgefunden hatten. Nach der Capitulation von Alexandrien, versorgten die Engländer die Franzosen mit frischem Fleisch, Wein und Gemüse, wodurch natürlich die Heilung der zurückgebliebenen Scorbutischen bedeutend gefördert wurde.

In den Jahren 1802 und 1803 herrschte die Krankheit epidemisch im Temescher und Werschezer Kreise in Ungarn. (Schraud's Scharb. in Ungarn etc. Wien 1805.) Es lässt sich mit Bestimmtheit nachweisen: dass das Uebel auch früher an diesen Orten, jedoch in keiner so bedeutenden Ausbreitung angetroffen wurde, um die specielle Aufmerksamkeit der Behörde in Anspruch zu nehmen. Die Epidemie begann in den letzten Monaten des J. 1802 und erreichte im Februar 1803 ihre Höhe. Während derselben blieben die deutschen Einwohner verschont, gleich viel, ob sie getrennt, oder mit Wallachen vermischt wohnten. Von den Wallachischen Ortschaften litten am meisten die, welche an den morastigen Ufern des Temesch lagen. Dabei litten mehr Frauen als Männer und von den letzteren wieder mehr alte. Als vorzügliche Gelegenheitsursachen, müssen, nächst den Lokalitätsverhältnissen, die gebräuchlichen Fasten und sonstige ungesunde, ärmliche und unreinliche Lebensweise gelten. Bei der ersten Untersuchung im Februar belief sich die Krankenzahl auf 4000 und bis zum 4. Juli 5560 bei 91,499 Einwohnern; davon genasen 4740 und 820 starben, und zwar $^{1}/_{7}$ Frauen und $^{5}/_{8}$ Männer. Uebrigens ist die Berechnung in so fern nicht ganz genau, als sie nicht mit dem Anfange der Epidemie begann. Das Verhältniss der Todten zu den Genesenen ist 1 : 6.

Auch im benachbarten Tarantales Comitat brach die Epidemie in den von Wallachen bewohnten Ortschaften aus, vorzüglich in den morastigen Gegenden an den Ufern des Temesch, und Begaer Canals und in den mehr an der Moresch gelegenen Dörfern. Sowohl die Ausbreitung als Heftigkeit des Uebels war im Allgemeinen mit der an den angegebenen Orten gleich. Die Anzahl der Erkrankten belief sich auf 2566, der Gestorbenen auf 314. Auch überstieg die Zahl der erkrankten Frauen die der Männer. Ausserdem beobachtete man die Krankheit in den benachbarten Gespannschaften am Arad, Bekesch und Bacs, wo die Einwohner theils Wallachen, theils Deutsche und Ungarn sind, letztere jedoch in geringer Anzahl. In der ersteren, welche theils gebirgig und waldig, theils morastig ist, zeigte sich der Scorbut überall, jedoch häufiger im sumpfigen Theile; am wenigsten Kranke zählte die Gebirgsgegend der Processe von Arad und Borus-Jenö; das Verhältniss der Genesenen zu den Gestorbenen war 22 : 1. Im Processe von Arad waren nur 9 Ortschaften, mit 225 Kranken befallen; im Boros-Jenöschen 11 mit 270 Kranken. Ungleich häufiger trat die Krankheit im Wilagoscher und Zarander Processe auf. Im ersteren zählte man in 12 Ortschaften 1225 Kranke, im letzteren in 18 Ortschaften 1879. Noch zahlreicher war die Krankenzahl in Vilagos, Magyarat, Syndudvar, Sziklo und Nagy-Pel, denn es kamen auf 13,112 Einwohner 1542 Scorbutische, mit 232 Verstorbenen. Die Bekescher Gespannschaft, meist von Ungarn und Deutschen bewohnt, hat nur eine Wallachische Ortschaft, Kategyhza; während nun unter den ersteren nur vereinzelte Erkrankungen vorkamen, war dagegen in der letzteren die Krankheit so verbreitet, dass von 2149 Einwohnern 432 ergriffen wurden (234 Männer und 109 Weiber), Genesene zählte man 394. Als Ausnahme finden wir hier weniger Weiber befallen. Ausserdem kamen auch noch in der Bacser Gespannschaft Erkrankungen vor. Die Bewohner derselben sind Illyrier, Ungarn und Deutsche. Die Krankheit trat einige Monate später auf, als in den früher angegebenen Ortschaften, erreichte jedoch keinen bedeutenden Grad. Die Gegenden an der Theis und Donau waren der Sitz der Krankheit, während der mittlere Theil der Gespannschaft verschont blieb. Die grösste Krankenzahl lieferten die Illyrier, die kleinere die Ungarn und von den Deutschen erkrankten nur Bewohner von Cseb.

In den Jahren 1807 und 1808 finden wir den Scorbut unter den französischen Truppen in Preussen. Im Winter und Frühjahre 1820 unter den Truppen zu Council Bluff's und St. Peter's am Missouri. Die Krankenzahl bis zum 1 März war 503, wovon 168 starben. Von den Officieren erkrankte nur einer. Die Gesammtzahl der Besatzung beider belief sich auf 1016 Mann. (F. Frey, Americ. Journ. 1842.) In den Jahren 1828 und 1829 unter den Russischen Truppen in der Türkei, (Seidlitz u. Petersen, Med. prakt. Abh. deutsch. A. in St. Petersb. B. I. S. 97. 155. 1835) und in zwar so bösartiger Gestalt, dass mehrere Regimenter, welche zu Sizeboli in Garnison lagen, den grössten Theil ihrer Leute dadurch verloren. Im Jahre 1836 unter den Englischen Truppen in der Provinz Adelaide (J. M. Grigor, Lond. med. Gaz. V. 20). Im Jahre 1840 unter den Russischen Truppen an der Ostküste des schwarzen Meeres, so ausgebreitet, dass binnen 3 Monaten 1080 Kranke im Hospital von Phanagoria aufgenommen waren. Bösartig gestaltete er sich durch häufige Complication mit Febr. gastr. nervos., Febr. intermitt., Ruhr und Hydrops (Парникелъ: Воени. Журн. У. 38), ferner in der ersten Hälfte desselben Jahres zu Moskau, (W. v. Samson-Himmelstiern: Haeser's Arch. V. 4. 1844.) zu Troizk im Orenburgischen Gouvernement (Th. Schütz: Med. Zeit. Russl. 1846. No. 1 u. 2) und ausserdem noch an vielen andern Orten, vorzüglich in den Fluss- und Wassergebieten. Im Jahre 1843 im Prager Provinzialstrafhause. Es erkrankten im Mai und Juni von 777 Sträflingen 379 (302 Männer und 77 Frauen) mit 12 Pct. Sterblichkeit. Ebenso verderblich ward der Scorbut der Armee des Ibrahim Pascha in Arabien, denn der grösste Theil der Verstorbenen waren Scorbutische und wenn von mehr als 100,000 Mann nur wenige zurückkehrten, so muss er arg gewüthet haben. (Lacheze. Du scorbut d'Arabie, dit improprement plaie du Hedjaz: Bullet. de l'acad. de Méd. de Paris. Juin. 1844.) Auch in Irland fehlt es nicht an Scorbutepidemien und über eine in den letzten Jahren berichtet J. O. Curran (Dublin Quaterly Journal of Med. Sc. 1847).

Als constanten verderblichen Begleiter finden wir den Scorbut auf den Schiffen, welche zumal früher grosse Reisen machten, vorzüglich bei solchen auf dem Eismeere. So z. B. bei der in den Jahren 1734 —1743 von Owzyn, Laptew und 1809 auf der von Hedenströrm, (F. v. Wrangel's Reise längs d. Nordk. Sibiriens etc. Th. 1. S. 40. 62. 63. 101.) jedoch fehlt es auch später bis auf die neusten Zeiten nicht an Beispielen, wo die Krankheit beobachtet wurde. Wie verheerend übrigens die Krankheit den früheren Seefahrern gewesen ist, sehen wir bei den ersten Reisen, welche die Schiffe der Ostindischen Compagnie unternahmen, wo beinahe ¼ der Bemannung durch denselben weggerafft wurde (Black a. O. S. 305); bei Dellons Reise (un voyage aux Indes orientales 1638) und bei Anson's Reise, auf welcher über ⅗ von seiner Mannschaft am Scorbut hinstarber. Anson ging am 18 September 1740 von St. Helena aus mit 5 Kriegsschiffen unter Segel; allein die ganze Ausrüstung war höchst mangelhaft, die Lebensmittel spärlich und schlecht, die Mannschaft ungeübt und kränklich. Bereits nach einigen Monaten zeigte sich der Scorbut mit solcher Heftigkeit, dass von der 510 Mann starken Besatzung nur 130 mit Anson im Juni 1744 nach England zurückkehrten. Aus dieser Reise lernte man: dass zu Erhaltung der Gesundheit der Schiffsmannschaft überhaupt und zur Vorbeugung des Scorbuts nicht allein die grösste Reinlichkeit der Verdecke, Hangematten etc. nöthig sei, sondern dass man auch für jeden einzelnen Mann einen hinlänglichen Raum im Schiffe zu berechnen habe, dass eine zweckmässige Eintheilung der Schiffsarbeiten nöthig sei und dass ausserdem noch auf das Vorhandensein von diätetischen und medicinischen Hülfsmitteln Rücksicht genommen werden müsse. Die bereits oben erwähnten Umstände, welche das Auftreten des Scorbuts herbeiführten, wurden noch durch die häufigen Unwetter unterstützt, womit die Schiffe zu kämpfen hatten. Die Stürme zerstreuten nämlich die Flotte und nach und nach mussten 3 Schiffe, als unbrauchbar, verlassen werden. Dabei umlagerten Nebel die Segel, der Schnee fror an der Takelage fest und während die vom Scorbut befallenen Leute in ihren Hängematten starben, vollzogen andere mit halberfrorenen Händen und Füssen die nöthigen Arbeiten. Endlich, nachdem die halbe Mannschaft durch den Scorbut aufgerieben war, und längst schon der Centurio, das Hauptschiff, als Hospital diente, erreichte Anson mit Mühe die Insel Juan Fernandez und ging in der Bucht von Cumberland vor Anker. Der Scorbut verschonte zwar von jetzt an die noch übrige Mannschaft, allein die noch vorhandenen Kranken, für welche keine Rettung mehr möglich war, fanden alle ihr Grab unter den Felsen der Insel. Auf der noch übrigen Fahrt, wo Anson auch mit vielem Missgeschick zu kämpfen hatte, brach zwar das Uebel auch wieder aus, nachdem er, 7 Wochen zurück, mit ganz gesunder Mannschaft die Küste Mexikos verlassen hatte; allein es stieg doch nicht wieder zu der früheren Bösartigkeit.

Ebenso litten die Schiffe, welche in den Jahren 1746 und 1747 die Reise nach der Hudsonsbay machten. (Ellis. A voyag. to Hudsonsbay etc. Lond. 1748.) Ferner die Besatzung des englischen Schiffes Talbot, welches am 23. März 1768 von England aus nach Bengalen segelte. (C. Clark's Beobacht. über Krankh. auf lang. Reis. etc. A. d. E. Coppenh. 1798.) Zuerst zeigte sich der Scorbut im Juni, nachdem der Talbot bereits das Vorgebirge der guten Hoffnung umschifft und theils mit heisser, theils mit feuchter, nebliger Witterung gekämpft hatte, und Wechselfieber unter der Mannschaft vorausgegangen waren. Im Juni zählte man von der 240 Mann starken Besatzung 8 Scorbutische, und obgleich es nicht gelang die Krankheit zu beseitigen, so unterlag doch derselben keiner. Am 11 Juli, wo das Schiff Madagaskar verliess, waren alle Kranke genesen und im August ankerte der Talbot im Flusse Culpee in Bengalen. Nachdem nun derselbe am 22 März 1769 seine Rückreise angetreten hatte, stellte sich im Juni abermals der Scorbut ein, wahrscheinlich in Folge der schlechten Nahrungsmittel, welche die Mannschaft in Bengalen erhalten hatte und des im Anfange eingetretenen nasskalten Wetters, welches auch verderblich auf die Schiffsprovision einwirkte. Obgleich nun das Uebel rasch um sich griff, so dass bereits am 18 Juli 20 Mann zur Arbeit gänzlich untauglich waren, und selbst Officiere, zumal die durch Fieber geschwächten, nicht verschont blieben und bei der Ankunft in der Augustinsbay auf Madagaskar von der Besatzung (87 Mann mit Officieren) bereits 33 hart daniederlagen, so wurden doch alle hergestellt. Dies glückliche Resultat wurde dadurch erzielt, dass man auf Madagaskar Pomeranzen, Gemüse, Wein etc. im Ueberfluss vertheilen konnte.

Ferner sehen wir die Krankheit auf der Englischen Flotte, welche im Jahre 1773 nach Algier segelte, (U. B. Askow. Diar. med. naval. etc. Lond. 1774) und während der Jahre 1774 — 1783 auf der Schwedischen Flotte, bald in grösserer, bald in geringerer Ausbreitung. (Faxe.) Im Jahre 1780 und 1781 herrschte der Scorbut auf dem Russischen Geschwader des Viceadmirals Borissow in einer solchen Ausdehnung, dass er dadurch genöthigt ward auf der Rhede von Lissabon vor Anker zu gehn, um für die Kranken am Lande ein Lazareth zu errichten; wo alsdann binnen 40 Tagen an 2000 Kranke, viele selbst mit dem höheren Grade behaftet, hergestellt wurden. Die wesentlichste Gelegenheitsursache scheint ungünstige Witterung zur See gewesen zu sein. Die Mannschaft hatte nämlich mit Staubregen, Kälte und Stürmen zu kämpfen. Als hierauf die Flotte von Lissabon aus, nach einer langwierigen Fahrt, in Livorno anlangte, war man abermals genöthigt, viele Scorbutische an das Land zu setzen.

Eben so stellte sich der Scorbut in den Jahren 1782—1784 auf der Flotte unter Admiral Tschitschakow im Mittelmeere ein, allein derselbe nahm nicht überhand. (Spedicati's Th. zur Beurtheilung d. Scorb. A. d. J. St. Petersb. 1787 S. 112.). Auch kamen im Kriege mit Amerika auf der Englischen Flotte mehr Menschen durch den Scorbut um, als durch Schiffbrüche und die vereinigten Schwerdter der Feinde. (F. Milmann's Unters. über d. Scorbut. A. d. E. Berlin 1795. S. 1. f.)

Eben so litt die Englische Flotte, welche in den Jahren 1778—1783, während des Krieges mit Frankreich, Holland und Spanien, in den Antillen stationirt war, viel durch Scorbut. (G. Blanc's Beobacht. über Krankh. d. Seeleute. A. d. E. Marb. 1788. S. 1—135.). Nachdem nämlich bis 1781 im Allgemeinen keine bedeutende Anzahl Scorbutischer auf der Flotte vorgekommen war, erreichte das Uebel im Monat April, nachdem die Flotte 6 Wochen hindurch auf der Windseite von Martinique gekreuzt hatte, eine solche Ausdehnung, wie zuvor niemals auf der Englischen Flotte vorgekommen war. Als Ursache dürfte gelten: dass die Flotte lange Zeit selbst einen Theil der 6 Monate hindurch weder frisches Fleisch, noch auch Vegetabilien erhalten hatte. Diejenigen Schiffe, welche zu St. Eustach und St. Lucie ankerten und frische Lebensmittel erhielten, litten weit weniger. Als die Flotte am 23. Mai in Barbados anlangte, war der Scorbut bei 1600 Kranken fast die einzige herrschende Krankheit. Uebrigens ist zu erwähnen: dass der Alcid und der Invincible, welche sich mit Citronen versorgt hatten, nur wenig durch den Scorbut litten. Die Malzabkochung wurde zwar regelmässig auf der Flotte vertheilt, jedoch ohne besondere sichtbare Wirksamkeit, am meisten leistete sie noch auf dem Gibraltar, Centaur, Torbay und Alcid. Am 10. und 12. Juni verliess die Flotte Barbados und die Bemannung blieb gesund, bis der grösste Theil der Flotte im August nach Nordamerika segelte. Am 25. Februar 1782 vereinigten sich die aus England angekommenen Schiffe mit der Flotte, die im December 1781 aus Nordamerika zurückgekehrt war und den zu Barbados zurückgebliebenen Schiffen, deren Gesundheitszustand sehr befriedigend war, da sie sich mit frischen Vegetabilien versorgt hatten. Die vereinigte Flotte betrug 34 Linienschiffe und ging am 1. Mai zu St. Lucie vor Anker. Die vorzüglichsten Krankheiten in den letzten Monaten waren: Ruhr, Blattern und Fieber, aber auf 1884 Kranke kamen nur 130 Scorbutische, von welchen 2 starben. Im April war im Allgemeinen der Gesundheitszustand befriedigend und Blanc schreibt dies den beiden glücklich abgelaufenen Seetreffen und den guten Lebensmitteln zu, womit die Flotte versehen war. Uebrigens war dennoch die Zahl der Scorbutischen grösser als im vorigen Monat. Die ganze Flotte (24 Schiffe), welche in Jamaika zurückgeblieben, hielt einen grossen Theil des Mais die See und kehrte am 25. Mai nach Port Royal zurück, wo sie bis Ende Juni im Hafen blieb, ausgenommen 3 Schiffe. Trotz der grossen Sterblichkeit auf der Flotte durch Fieber, war die Zahl der Scorbutischen im Mai und Juni gering und dass dieselben nicht gänzlich fehlten, ist der Fortdauer der Ruhr und Fieber zuzuschreiben und dem Umstand, dass die Schiffe nicht alle mit frischen Lebensmitteln versorgt werden konnten. Am 17. Juni verliess die Flotte Jamaika, um nach den Küsten von Nordamerika zu segeln und langte am 17. September zu Neuyork an. Der Scorbut fing sehr bald nach der Abfahrt, besonders aber gegen Ende August um sich zu greifen. Weniger war dies auf den Schiffen der Fall, welche sich reichlich mit Wein, Molasses und Sauerkraut versorgt hatten. Obgleich im October der Gesundheitszustand im Allgemeinen gut war, so fehlte es doch nicht an Scorbutischen. Am 25. October segelten 13 Linienschiffe nach Westindien, während die übrigen zurückblieben und langten am 20. November in Barbados an; nachdem auf der Fahrt ausser einem 2-tägigen Sturm günstiges Wetter stattgefunden, nahm während November der Scorbut immer mehr ab. Im December blieb die Flotte in Barbados und wurde durch 8 aus England angelangte Schiffe vermehrt. Die grosse Anzahl von Scorbutischen aber, welche man im December auf der Flotte zählte, rührte daher: dass der Magnificent, aus England angelangt, sehr viele unter seiner schlecht bekleideten Besatzung hatte. Im Januar zählte man auf der alten Flotte nur 44 Scorbutische, auf den neu angekommenen dagegen 320. Im Februar auf der ersteren 63, auf den letzteren 212. Im März auf der ersteren 46, auf den letzteren 123, ausser den Scorbutischen, welche man in das Hospital geschickt hatte. Bis zum 12. Januar blieb der Hauptheil der Flotte in Barbados, kreuzte dann 4 Wochen lang bei Martinique und am 8. Februar ging die ganze Flotte bei St. Lucie vor Anker und im April 1783 endete der Krieg.

Ferner finden wir den Scorbut in bedeutender Ausbreitung auf den Englischen Schiffen Alexander, Friendship, Lady Pynrhyn, und Scarburg auf der Fahrt von Neusüdwallis über Batavia nach England. (Forster's Magaz. von merkwürdig. Reis. B. 1. S.

125. 154.). Am verbreitesten und verderblichsten war die Krankheit auf dem Alexander und der Friendship. Bereits am 10. August, nachdem die Schiffe am 14. Juli Port Jackson verlassen, und bei bald schwüler bald stürmischer Witterung in der Nähe von Neuseeland gelangt waren, begann die Krankheit sich zu zeigen, und hatte zu Anfange November so sich ausgebreitet, dass ausser den Officieren kaum ein Mann dienstfähig blieb. Weniger breitete sich die Krankheit auf der Lady Pynrhyn und dem Scarbourg aus, weil erstere auf Otahaiti und letzterer auf Tinian sich mit frischem Fleische und Vegetabilien versorgt hatten. Uebrigens mangelte es dieser Flotte gleich beim Beginn der Reise an Aerzten und der zur Verhütung des Scorbuts nöthigen Provision.

Auch litt die französische Schiffsmannschaft, welche im Jahre 1788 von Frankreich aus nach Neufundland des Stockfischfanges halber gesegelt war und daselbst überwinterte, durch den Scorbut. Die wesentlichen Ursachen waren hier mangelhafte Bekleidung, feuchte kalte Witterung, Nebel und Mangel an frischer Nahrung. Auch auf der Rückfahrt nach Frankreich, wo sie mit stürmischer Witterung und Mangel zu kämpfen hatten, nahm das Uebel so überhand, dass man von 80 Kranken 40 Scorbutische zählte (Larrey).

In dem Jahre 1794—95 zeigte sich auf der Englischen Flotte kein Scorbut, obgleich der Typhus auf derselben herrschte und auch Blattern und Wechselfieber vorkamen. Im Monat zählte obige 32 Linienschiffe, 8 Fregatten, 1 Brander, 1 Schaluppe, 1 Kutter, 2 Lastschiffe und ein Hospitalschiff. Der Grund für das Nichterscheinen des Scorbuts mag allerdings in dem grossen Vorrath von Zucker und Citronensaft zu suchen sein, womit die

Schiffe versehen waren. Zuerst erschien im März 1795 eine allgemeine scorbutische Diathese unter der Mannschaft der 40 Segel zählenden Flotte, die bereits Ende Januar ausgelaufen war und im Kanal kreuzte, als wahrscheinliche Folge des vorhergegangenen harten Winters, wodurch viele Schaafe und Rinder umkamen und die Preise des Fleisches so stiegen, dass die Lieferungen für die Flotte verringert wurden. Am 17. März gingen die Schiffe London, Valiant, Hannibal, Colossus, Robust, nebst 2 Fregatten unter Segel und erhielten eine Quantität Citronensaft. Ebenso segelte eine Eskadre unter Elphinstone nach dem Vorgebirge der guten Hoffnung, die durch den Ankauf von Citronen grösstentheils vom Scorbut befreit ihre Rückfahrt antrat. Auf den im Canal kreuzenden Schiffen dagegen zeigte sich nicht allein die Krankheit sehr bald und die Krankenzahl wuchs schnell, sondern sie erreichte auch schnell ihre höchsten Grade. In Folge des Verbrauches des noch vorräthigen Citronensaftes wurden viele Kranke hergestellt, die übrigen aber ins Hospital geschickt. Am 16. April lief eine Eskadre unter Waldegrave, bestehend aus den Schiffen Minotaur, Invincible, Excellent, Tremendous, La Nymphe und Blonde aus. Am Bord des Excellent befanden sich nicht nur viele Scorbutische, sondern bei der ganzen Besatzung eine scorbutische Diathese. Am 7. Juni lief sie wieder in den Hafen ein und ein reichlicher Vorrath von Citronen und Pomeranzen während der Zeit, verhinderte nicht allein das Auftreten des Scorbuts auf den davon befreit ausgelaufenen Schiffen, sondern machte es auch möglich, von den Scorbutischen keinen durch den Tod zu verlieren. Günstig wirkte mit darauf das schöne Wetter hin, welches diese Eskadre während der ganzen Fahrt genoss.

Die Flotte, welche unterdessen im Canal gekreuzt hatte, kehrte am 17. April unter Colpoys nach Spithead zurück. Sie war zwar auch mit Citronensaft versehen worden; allein wenn man auch keinen Kranken durch den Tod verlor, so gab es doch auf allen Schiffen viele Scorbutische. Im Durchschnitt litt die Mannschaft der grösseren Schiffe mehr, als die der kleinern. Das Schiff Hannibal musste zu Plymouth einlaufen, weil die ganze Besatzung vom Scorbut befallen war. Wahrscheinlich trug wohl der Umstand dazu viel bei, dass das Schiff neu und dass der grösste Theil der Besatzung aus Landsoldaten bestand, die des Seelebens ungewohnt waren. Die Kranken genasen übrigens mittelst grüner Vegetabilien theils auf dem Lande, theils auf dem Schiffe selbst.

Eine andere Eskadre kam unter Harvey aus der Nordsee zurück, deren Besatzung noch mehr durch den Scorbut litt, als die der oben erwähnten Eskadre. Das Schiff Prince of Wales war genöthigt, 50 Scorbutische zu Deal ins Hospital zu schicken, von denen 5 auf dem Wege dahin starben und ausserdem brachte das Schiff noch viele Scorbutische mit nach Spithead. Das Schiff Thunderer war das einzige, welches ohne Scorbutische heimkehrte. Es hatte sich nämlich hinreichend mit grünen Vegetabilien, lebendigem Vieh etc. versorgt. Zu Ende April erfolgten die Fleischlieferungen in der gewöhnlichen Quantität und ausserdem, zur Vertheilung an die Scorbutischen, Citronen, Pomeranzen und grüner Gartensallat. In Folge davon fiel nicht nur die Zahl der Scorbutischen bedeutend, sondern die Genesung erfolgte auch auf den Schiffen.

Am 2. Mai segelten die Schiffe Leviathan, Hannibal und Swistsure nach St. Helena und St. Domingo, aber versehen mit Citronensaft verloren sie keinen Scorbutischen durch den Tod, obgleich die Krankheit auf allen allgemein herrschte. Obst und Gartengewächse brachten es jedoch bald dahin, dass man den Gesundheitszustand der Mannschaft als befriedigend ansehen durfte. Auch brach der Scorbut im Mai auf dem Royal George aus, wo man 30 Kranke zählte. Auf der Queen Charlotte und den übrigen Schiffen sprach sich die scorbutische Diathese deutlich aus. Am 26. Mai gingen der Royal Sovereign, Mars, Triumph, Bellerophon, Brunswick mit der Fregatte Phaëton und Pallas unter Cornwallis von Spitheed in See. Nur der Mars war vom Scorbut frei, die übrigen Schiffe hatten einen Vorrath von Citronen und Sallat, von Früchten und Citronensaft in Fässern eingenommen. Mittelst derselben gelang es viele Scorbutische auf der See herzustellen, so z. B. 100 auf dem Triumph. Am 24. Juni lief diese Eskadre in Plymouth ein und ging, nach beendigten nöthigen Ausbesserungen, nach Bellisle, um einige Schiffe der Eskadre Bridports abzulösen. Während des Monats Mai nahm der Scorbut auf den Schiffen, welche von verschiedenen Eskadren nach Spithead zurückgekehrt waren, immer mehr zu. So zählte London 99, Colossus 86, Barfleur 60, Prince of Wales 80, Robust 50, und Russel 64. Dass der Scorbut nicht gänzlich erlosch, muss der ungenügenden Quantität grüner Gemüse zugeschrieben werden, indem nach hinreichender Lieferung zur allgemeinen Vertheilung der Scorbut so abnahm, dass man keine Kranke mehr ans Land schickte. Es wurden überhaupt von der Mitte des März bis zum 12. Juni 3000 ganz zum Dienst unfähige und 6000 leichter befallene Scorbutische hergestellt.

Am 12. Juni gingen unter Bridport der Royal George, Queen Charlotte, Queen, Prince of Wales, London, Prince George, Prince, Barfleur, Sans Pareil, Valiant, Colossus, Irresistible, Russel, Orion nebst mehreren Fregatten etc. in See und kreuzten in der Nähe von Quiberon. Sie waren reichlich mit Vegetabilien, Citronensaft und gutem Biere versehen. Am 10. Juli vereinigten sich mit denselben die von Cornwalis befehligten Schiffe: Royal, Sovereign, Formidable, Triumph, Bellerophon, Invincible und Brunswick. Im August fing der Scorbut aufs Neue an sich einzufinden und griff während des August mehr oder weniger um sich. Zu bemerken ist: dass zwar die Provision in jeder Weise zweckmässig war, dass es aber an gutem Trinkwasser zu mangeln anfing. Der Robust, welcher im Juni mit Warrens Eskadre gesegelt war, blieb so lange vom Scorbut befreit, als Früchte und Citronensaft ausreichten; darauf nahm er aber so überhand, dass er 69 Kranke, mit den höchsten Graden behaftet, zu Haslar in das Hospital schaffen musste, von welchen 3 starben ehe sie noch das Land erreichten.

Am 20. September kehrte die Eskadre von Bridport nach Spithead zurück, wo der Royal George 160 Scorbutische zählte, der Royal Sovereign 250, die Queen 78, Sans Pareil 100, Invincible 260, Valiant 100, Triumph 30, Bellerophon 30, Pallas 17, Megäre 60. Nach der Vertheilung grosser Quantitäten Aepfel und frischer animalischer und vegetabilischer Nahrungsmittel erlosch die Krankheit in kurzer Zeit. (Frotter.)

Häufig findet sich die Krankheit auch auf den Schiffen ein, welche den stillen Ocean wegen des Spermacet-Wallfischfanges besuchen. (W. Bower. Noval. Avantur. II. B. Lond. 1833.) In der neusten Zeit litt die Mannschaft des Kapitain Lasarew so bedeutend, dass er, ohne seine Erforschung von Nowaja-Semlja begonnen zu haben, zurückkehren musste, da die Mannschaft das Schiff nicht mehr bedienen konnte. (Bullet. scient. de l'acad. de St. Petersb. B. II. S. 139. 1837.) Ebenso auch die Mannschaft Pachtussow's bei seiner Ueberwinterung auf Nowaja-Semlja im Jahre 1832 und 1833. Die ersten Scorbutischen kamen im März und die ersten Todten im Mai vor. (Bullet. sc. a. O. S. 143. 144. 148.) Ferner die Mannschaft und Officiere der französischen Schiffe Astrolabe und Zelée, commandirt von Dumont d'Urville, in den Südpolargegenden. Unter 58° S. B. begegneten sie am 15. Januar den ersten Eisbergen und brachten bis zum 7. März theils vom Eise eingeschlossen, theils mit Nebel kämpfend zu; worauf sie am 7. April in den Chilischen Hafen Conception einliefen. Bis zum 1. April waren von der Mannschaft der Zelée ein Scorbutischer gestorben und 8 lagen mit den höheren und 30 mit den milderen Graden darnieder, dagegen hatte die Astrolabe nur 15 Scorbutische. (Moniteur Aout. 1838.) Ebenso wurde sämmtliche Mannschaft, mit welcher Black seine letzte Nordpolexpedition machte, vom Scorbut befallen. (G. Friedberg's Journ. d. neust. Lond. u. Seercis. H. 8. S. 70. 1837), und auf der Reise des berühmten Ross fehlte es auch nicht an Scorbutischen (Second. voyage of discovery to the arct. reg. etc. Lond. 1835). Ebenso unter der Besatzung der Fregatte Columbia auf der Reise um die Erde. (F. Coale: Ammeric. Journ. 1842.)

Im Allgemeinen drängt sich nun hier die Ueberzeugung auf: dass zwar in früherer Zeit, namentlich zu Ende des 15-ten, während des 16-ten und einen Theil des 17-ten Jahrhunderts hindurch, der Scorbut weit häufiger und verbreiteter, in Folge einer individuellen Lebensstimmung, herrschte, als späterhin; dass man aber keineswegs berechtigt ist, denselben als die allgemein herrschend gewesene Dyscrasie zu betrachten, wie der Recensent meiner Schrift: über den Scorbut, Leipzig 1838, in der Berliner litterarischen Zeitung 1839 No. 24 anzunehmen scheint. Das Uebel war bei seiner Entstehung und bei dem später erneuten Auftreten an bestimmte

Gelegenheitsursachen gebunden, die niemals so allgemein einwirkten, dass bei der Mehrzahl (ausgenommen zur See) diese Lebensstimmung allgemein zur Krankheit erhoben worden wäre. Selbst wenn sich dieselbe über Länderstriche ausbreitete, finden wir nur immer einen bestimmten Theil der Bewohner, die ärmeren, ergriffen, und die reicheren nur dann, wenn sie den Gelegenheitsursachen anhaltend ausgesetzt waren. Ferner kann man nachweisen: dass das allmälige Erlöschen, oder das seltenere Auftreten der Krankheit, durch verbesserte Bodenkultur, durch gesundere Wohnungen und zweckmässigere Lebensweise, nicht aber durch Erlöschen der Dyskrasie überhaupt herbeigeführt wurde und dass der Scorbut in den Gegenden, wo er noch jetzt angetroffen wird, nächst den klimatischen Verhältnissen, aus den Ursachen hervorgeht, welche die Lebensweise mit sich führen, wie wir dies namentlich im Jahre 1840 in Russland an vielen Orten, z. B. in Moskau, unter den Truppen an der Ostküste des schwarzen Meeres, zu Sewastopol etc. etc. beobachtet haben.

Ferner dass, ohnerachtet aller Hülfsmittel, er dennoch auf langen Seereisen in den kalten Regionen nicht immer ausbleiben, wohl aber durch dieselben gelingen wird, der Ausbreitung und Steigerung zu begegnen. Wie erfolgreich umsichtige Vorkehrungen in dieser Beziehung gewesen sind, sahen wir bei der französischen Expedition, bestehend aus den Fregatten Revanche, Syrene und Guerrier, welche im Jahre 1806 im nördlichen Eismeere unter dem 72—77° N. B. kreuzte, um den Wallfischfang der Engländer in diesen Regionen zu stören, und bei O. v. Kotzebue's Entdeckungsreise in der Südsee und nach der Beringsstrasse, in den Jahren 1815—1818, wo kein Mann der Besatzung vom Scorbut befallen wurde.

II. Chronologische Uebersicht der Gesammtliteratur des Scorbuts.

Lind hat zwar in seinem Werke über Scorbut eine Uebersicht der wesentlichen Schriften gegeben, die noch vom Uebersetzer, J. Nath. Pezold, vervollständigt wurde; allein immer aber ergaben sich, wie auch bei andern, noch Lücken, die hier nicht allein für die ältere Zeit, sondern auch für die spätere vollständig ausgefüllt sind. Dass so eine Menge Dissertationen, Streitschriften etc., welche keinen besondern Werth haben, mit aufgeführt werden mussten, bedarf keiner weiteren Rechtfertigung.

1539. Agricola. Medic. herbar. 1539.

Hält das Uebel für Stomacace, wie sie Plinius beschrieben hat.

1541. I. Echtius. De scorbut. vel scorbut. passion. epitome Witteberg. 1541. 1624.

Wahrscheinlich der erste Arzt, welcher eine Abhandlung über den Scorbut geliefert hat. Bereits in der angeführten Schrift findet man die Frage aufgeworfen: ob das Blut im Scorbut nicht verdorben sein könne, ohne dass die Milz, oder ein anderes Eingeweide angegriffen sei? E. hält das Uebel für ansteckend.

Obgleich Haller diese Schrift keiner Beachtung werth hält, so scheint mir dies Urtheil im Allgemeinen zu hart, da wir in derselben die gewöhnlichen Krankheitserscheinungen nicht allein richtig aufgefasst finden, sondern auch die charakteristischen von den auch bei andern Krankheitszuständen vorkommenden geschieden sind.

Unter den Symptomen finden wir varicöse Ausdehnung der Gefässe unter der Zunge und an der Unterlippe erwähnt.

1554. J. Langius. Epistol. miscellan. var. etc. Basil. 1554. 1560. Hanau 1605. L. II. de scorbuto.

L. sucht den Beweis zu führen: dass der Scorbut von den Alten nicht gekannnt worden ist.

1564. B. Ronseus. De magn. Hipocrat. lien. Plinique stomacace ac scelotyrbe, s. de vulgo dicto scorbuto. Antwerp. 1564. Witteberg. 1585. Echtio, Wiero et Langio 1624. 1654.

R. behauptet, dass der Scorbut den Alten bekannt gewesen sei. Als Ursache des Uebels in Holland betrachtet er den häufigen Genuss von fetten Seevögeln u. s. w., vorzüglich aber die feuchte Luft.

Die Beschreibung des Uebels ist ziemlich kurz ausgefallen. Das Wesen sucht er in einer Krankheit der Milz, daher er auch Aderlässe anräth mit eröffnenden und verdünnenden Abkochungen antiscorbutischer Kräuter, mit einem Zusatz von Fol. Sennae und andern purgirenden Substanzen. Als er aber später die Erfahrung gemacht hatte: dass die einfachsten Zusammensetzungen die heilbringendsten waren, so glaubt er Cochlearia und Absynthium als hinreichend zur Beseitigung des Uebels aufführen zu dürfen. Zum Beschluss der Kur räth er eine gelinde Abführung zu geben und untersagt dabei die Anwendung aller heftigen scharfen Mittel, bis sie der Kranke verträgt. In Bezug auf Diät empfiehlt er leichte Nahrung, Brod, Wein; gesunde Wohnung etc. Als Prophylacticum soll man im Herbst eine leichte Purgans verordnen. Auch erwähnt er Scorbutepidemien in den Jahren 1556 u. 1562.

1567. J. Wyerus. Observat. rar. Lib. I. de scorbut. Basil. 1567. Amstelod. 1657.

W. sucht die nächste Ursache des Scorbuts in kranken Eingeweiden und in verdorbenem Blute; die entfernten Ursachen dagegen: in schlechter, verdorbener Nahrung, in vorhergegangenen Fiebern und Kummer. Er bezweifelt zwar die Ansteckbarkeit im Allgemeinen, nimmt sie aber doch auch da an, wo das Zahnfleisch bedeutend ergriffen ist. Die

Krankheitserscheinungen sind von W. genau beschrieben und bis Eugalen wurden sie von den verschiedenen Schriftstellern über den Scorbut nur abgeschrieben. Ebenso findet man ein weitläufiges Verzeichniss der Antiscorbutica. Aderlässe untersagt er, sobald das Uebel vorgeschritten ist. Abführungen und Diaphoretica empfiehlt er mit darauf folgenden antiscorbutischen vegetabilischen Mitteln, verbunden mit Milch, Wein und Bier.

1580. J. Wyerus Arzneib. von etlichen besond. etc. Krankh. Scharboch etc. Frankf. 1580. 1583. Leip. 1693. 1696.

1581. R. Dodonaeus. Medicinal. observ. exempl. rar. C. XXIII. de scorbut. Colon. 1581. Hardenov. 1584. Antwerp. 1585. Hardenov. 1621.

Als vorzügliches ursächliches Moment betrachtet D. schlechte Nahrung. Aderlässe wandte er nur ein Mal bei einem Vollblütigen an. Zur Beseitigung benutzte er antiscorbutische Vegetabilien, verbunden mit einer nährenden Diät. Beim Beginn des Uebels gebrauchte er zuweilen Abführungen, erwähnt aber dabei: dass man mit dem Gebrauch im spätern Verlauf des Uebels vorsichtig sein müsse.

1588. S. Eugalenus. De morb. scorb. lib c. observ. quibusd. breviq. et succinct. cujusq. curat. indicat. Brun. 1588. Lips. 1604. Jenae 1624. Ed. Stubendorph et Brendel. Jen. 1634. Haag 1658. Amstelod. 1720.

E. beobachtete Zahnfleischaffectionen und die localen an den Schenkeln nur sehr selten, und es scheint: als wären in den von E. beobachteten Fällen, die Brustorgane die vorzüglich ergriffenen Theile gewesen. Als Symptom führt er überhaupt auf: faules Zahnfleisch; Purpura et Petech. scorbuticae; bösartige Geschwüre; Brand; schweres Athemholen; Erbrechen, Würgen, Durchfall, Ruhr, Fieber, Ohnmachten, Schmerzen in fast allen Körpertheilen; harte Beulen am Schaamberge; Schwäche, Beugung und Lähmung der Schenkel; Hemiplegie, Schwäche des Nervensystems, Zuckungen, Epilepsie, Kolik, Apoplexie; Podagra, Hydrops; Atrophie; Caries dentium; Erisipelas; pestartige Fieber und Beulen. Carus, tiefer Schlaf; Entkräftung, Salivation und colliquativer Schweiss. Beigefügt sind 72 Krankheitsgeschichten, wodurch E. die angeführten Erscheinungen, als dem Scorbut anheim fallend, zu beweisen sucht.

1589. B. Bruner. Tractat. duo. Rostoch 1589. Jen. 1624. Haag 1658. Lips. 1622. Amstelod. 1720.

B. hat im Allgemeinen Wyerus abgeschrieben. B. bemerkt, dass den übrigen Erscheinungen des Scorbuts zuweilen heftige Schmerzen in den Fuss- und Kniegelenken so wie im Ober- und Unterschenkel vorhergehn. Ferner: dass zu seiner Zeit, als Weintrinken allgemeiner geworden war, der Scorbut seltener wurde. Als Ursachen betrachtet er: schlechte Kost, feuchte Witterung; Sorgen; Nachtwachen und Unterdrückung der natürlichen Absonderungen. Als vorzügliches Prophylacticum rühmt er den Senf und Molken mit Succ. nasturt. aquat. bereitet.

H. Brucacus. De scorbut. proposit., de quibusd. publ. disputat. est. Rostoch 1589. Jen. 1623.

B. sucht den Grund: dass das Uebel einigen Ländern eigenthümlich ist, in dem häufigen Genuss gesalzenen und geräucherten Fleisches; in der Lage und der feuchten kalten Witterung.

Die Erscheinungen des Scorbuts sind nach Wyerus abgefasst. Die nächste Ursache soll in einer Verstopfung der Leber und Milz liegen. Als Complicationen führt er: Wassersucht, Schwindsucht, Durchfälle und Wechselfieber an. In diätetischer Hinsicht rühmt er: frische animalische und vegetabilische Kost, Wein und Bier; in therapeutischer: scharfe und aromatisch-bittere Mittel.

1591. H. a Bra. Epistol. de novo morbo Frisiis et Westphal. peculiari de Varen in P. Foresti. L. XIX. Leid. 1591.

B. führt als Symptome herumschweifende Schmerzen durch alle Glieder, vorzüglich aber im Rücken und der Lumbalgegend mit Stuhlverstopfung an.

E. Hettenbach. Diss. de scorbuto. Witteberg 1591.

1593. S. Albertus. Scorbut. histor. cui in observat. v. saltem indicat. sympt. genar. coarctat. Witteb. 1593. Plat. 1594. In collet. Witteb. 1624.

A. scheint das Uebel nur aus wenigen eigenen Beobachtungen gekannt zu haben. Unter den Symptomen erwähnt er zuerst der Steifigkeit und Unbeweglichkeit der untern Kinnlade. Erblichkeit und Ansteckung nimmt er an. Als diätetische Mittel rühmt er: saure herbe Früchte, Essig- und Weinsuppen und Bewegung; als therapeutische, bei Vollblütigkeit Aderlässe; gelinde Abführungen, (Purgantia drastica verwirft er als schädlich) und antiscorbutische Vegetabilien (um die dicken Säfte aufzulösen). Die Krisen werden nach A. entweder durch die Nieren, oder die Haut vermittelt, je nachdem die eine, oder die andere Richtung obwaltet, muss jedoch durch passende Mittel unterstützt werden.

1595. P. Forestus. L. XX. de lienis morb. et de scorb. nov. mor. Leid. 1595. Tr. 1611.

F. hat die Beschreibung der Krankheitserscheinungen dem Echtius entnommen, allein er erläutert sie durch Krankheitsgeschichten. Die nächste Ursache sucht er in einer Krankheit der Milz. Der Syrupus Forestii (Vid. Pharm. antiscorbut) diente lange Zeit in Flandern, Brabant und Holland als Heilmittel wider den Scorbut. Nach Wechselfiebern beobachtete er häufig das Auftreten des Scorbuts. F. widerstreitet auch der Annahme: dass den Alten das Uebel bekannt gewesen sei.

1600. H. Reusner. Diexodicar. excercitat. sive de scorbut. Fkf. 1600.

Diese Schrift ist blos in Bezug auf die aufgeworfene Theorie bemerkenswerth, der denn auch die Medicamente angepasst sind, ohne dass eben dabei die Erfahrung wesentlich berücksichtigt worden wäre.

1606. M. Backmeister. Disputat. de scorbuto. Rostoch 1606.

1608. J. Coler. De scorbut. et hypochondr. affection. Basil. 1608.

J. Wancker. De scorbuto. Basil 1608.

1609. G. Horst. Tractat. de scorbut. s. magn. Hippocratis lienibus Pliniique stomacace et scelotyrb. Giess. 1609.

Ausser vielen Widersprüchen, findet man nur das bereits bei Eugalenus und Forest angeführte.

1614. J. Albinus. Praecidanea de scorbuto. Basil 1614.

1616. R. Dodonaeus. Prax. med. L. II. C. 62. Amstelod. 1616.

Ueber den Verlauf des Uebels in Middelburg während der Belagerung im Jahre 1555.

R. Dodonaeus. Histor. stirp. p. IV. L. V. c. XVI. Antwerp. 1616.

Diese Schrift enthält nächst der Beschreibung des Uebels die Anempfehlung der Vegetabilien als Heilmittel.

1618. G. Hambergerus. De stomacace et scelotyrbe vulgo nuncupat. scorbut. L. 1618.

F. Kest. De scorbut. Basil 1618.

J. Wolf. De scorbut. Helmst. 1618.

1620. D. Sennert. Tract. de scorbut. Witteb. 1620. 1624. Jen. 1661, cui access. ejusd. argument. tract. epistol. Balduini, Ronsei, Echtii, Wyeri Witteb. 1654. C. M. Martini ejusd. argument. libell. Jen. 1624.

Diese Schrift enthält im Wesentlichen das, was bereits von Eugalen angeführt wurde.

1621. A. Dreyer. Disputat. de scorb. Basil. 1621.

1623. J. H. Meibom. Diss. de scorb Helmst. 1623.

J. Stubendorph. Diss. de scorb. Lips. v. Jen. 1623. Ed. Haller. Jen. 1624.

Enthält das bereits bei Eugalen Angeführte und die Behandlung nach S. Albertus.

1624. A. Falconet. Du scorbut. Lyon. 1624.

J. Langius. De scorbut. epistol. duae Frankf. 1624. Lind. 1654.

M. Martini de scorbut. commentat. Witteb. 1624. Abschreiber des Eugalen. Erwähnt der Blindheit, Geschwulst der Augen als Symptom und der Wechselfieber als Complication.

D. Sennertus. Tractat de scorbut. ejusd. pract. med. L. III. p. 5. 1624. Witteb. 1631. 1648 Paris. 1632. 1662.

J. Wyerus. Fragment. de scorbut. cura Sennerti, in Witteb. collect. edit. 1624.

1626. A. Weikard. Thesaur. pharm. Galenchem. v. tract. pract. L. III. c. s. de stomacace sive scorbut. 1626.

Diese Schrift ist Compilation des bis dahin über den Scorbut Bekannten.

1627. J. Fabricius. De scorbut. diagnos. et therap. Rostoch. 1627.

J. Zeidlerus. Diss. de scorbut. Lips. 1627.

F. van der Mye. De morb. et sympt. popular. Bredan. etc. Antwerp. 1627. Ed. Gruner's Biblioth. d. alt. A. Leip. 1780—1782.

Auch M. erwähnt der deprimirenden Gemüthsaffecte als ursächliche Momente und dass das Uebel durch die Jahreszeiten und die Nahrung modificirt werde. Als selten vorkommende Complication erwähnt er die Fieber, dagegen häufig beobachtete er die mit der Ruhr, bei welcher nur wenige genasen und auch dann cachectisch oder wassersüchtig wurden. Den Tod sah er meist unter colliquativen Durchfällen erfolgen. Die Geschichte des Scorbuts in Breda während der Belagerung ist ausführlich erzählt.

1629. G. Jourdouyn, A. G. Guerin. An scorbut. victus aerisque mutat. Paris 1629.

1633. J. Hartmann. Prax. hymiatr. P. 345 de scorbut. Genev. 1633.

H. spricht zuerst von den Nachtheilen des Mercurgebrauchs im Scorbut. Als Heilmittel rühmt er Tartarus vitriolatus und Spiritus vini tartarisatus.

J. Rötenbeck et A. C. Horn. Specul. scorbut. oder Beschr. d. Scharbocks in zwei Tractätlein abgefasst etc. Nürnberg 1633.

Beschreibung des Scorbut im Schwedischen Heere, während der Belagerung von Nürnberg im Jahre 1631.

1634. Z Brendelius. De scorbut. Jen. 1634.

J. Placcius. De scorbut. Jen. 1634

1636. A. Rhodi. Diss. de scorbut. Hafn. 1635.

1636. Ch. Tinctorius. De scorb. Prussiae jam frequent. Regiomont 1636.

1639. T. Citasius. Opuscul. med. P. 168. Paris 1639.

C. hält den Scorbut für eine Krankheit der neuern Zeit.

G. Clauder. N. C. D. II. an 7. Obs. 164.

Beobachtungen von Risus Sardonii während des Verlaufes des Scorbuts entstanden

Ch. Sanctorius. Diss. de scorb. in Pruss. jam. frequent. Regiomont. 1639.

1640 M. Banzerus. De scorb. mult. morb. sarragine W. 1640. 48. 1652.

L. Riverus. Prax. med. L. XII. C. 6. de scorbut. affect 1640.

R. sucht das Wesen in einer bösartigen Hypochondrie und meint, dass beim Scorbut die Glandulae meseraicae häufig mit ergriffen wären. Uebrigens scheint er nicht aus eigenen Beobachtungen geschöpft zu haben.

1642. J. van Beverwyck. Van de blaauw Schuyt. Dordr. 1642.

1643. J. H. Arcularius. Diss. de scorbut. Argent. 1643

1644. H. Conringius. Diss de scorbut. Helmst. 1644. 1659. 1672.

J. Haberstro. Diss. de scorbut. Jen. 1644

G. Moebius. Diss. de scorbut. Jen. 1644. 1662.

1645. Consilium medic. facultat. Hafniens. de scorbut. Hafn. 1645 in Th. Bartholini cista medic. Hanf. etc. Hafn. 1661.

Handelt von den endemischen Charakteren des Scorbuts in Dänemark und in andern nördlichen Ländern. Als nächste Ursache wird eine schwarzgallige verdorbene Beschaffenheit der Säfte in Folge von schlechter Nahrung angegeben, wodurch die Thätigkeit des Magens und die Blutbereitung geschwächt werde. Als entfernte Ursache giebt es an: kalte feuchte Luft; schlechte Nahrung; wenig Körperbewegung; Krankheiten (z. B. Infarcten der Leber und Milz und Wechselfieber); Ansteckung und Erblichkeit. Der angeerbte Scorbut soll unheilbar sein. Ebenso soll er verderblicher für Alte, als für Junge sein. Zur Vorbeugung werden gerühmt: trockene Wohnungen, aromatische Räucherungen in denselben; leicht nährende Kost, Wermuthwein, Körperbewegung und Offenhalten des Leibes, so wie auch der Gebrauch von Abführungen im Herbst und Winter. Als therapeutische Mittel empfiehlt man: den Syrupus Forestii, die Aqua antiscorbutica und den Succus cochleariae mit Wein.

1646. H. Botter. Tractat. de scorcut. Lubec. 1646.

1647. V. H. Vogler. Diss. de scorb. Helmst. 1647.

G. Drawitz. Bericht und Unterricht von d. Krankh. des Schmerzen machenden Scharbocks. Latein. 1647. A. d. L. Leipz. 1658. 4-te Aufl. von J. Michaelis. Leipzig. 1704.

Enthält die Beschreibung einiger D. eigenthümlichen Medicamente, ist aber ausserdem ohne besondern Werth.

1688. St. Blandcard. Nauwkeurige Verhandlinge van de Scheuerbuk. 1648.

St. Blancard. Prax. med. C. XV. de scorbut. Die Gährungstheorie nach Cartesianischen Grundsätzen auf den Scorbut angewandt.

W. Rolfinkius. Diss. de scorbut. Jen. 1648.

1649. F. Sourez-Feyo. Tratado de scorbuto a qne a vulgé chamamal de soneda. Lisboa 1649.

J. Michaelis. Diss. de varis, arthritide vag. scorbut. Lips. 1649.

J. Schmidt. Stud. med. Montpil. 1649. D. 1. an. 4. 5. obs. 155. a scorbut. acromia dysuria.

1651. G. Charleton. De scorbut. libel. singular. Acced. epiphomena in medicastr. London. 1651. 1672.

Ch. beschreibt den Scorbut nach Eugalen, Sennert und Willis und nimmt drei Arten an: 1) den brenzlichen, vom Ueberschuss des Schwefels im Blute; 2) den salzigen vom Ueberschuss erd-salziger Theile und 3) den sauren, von einer Säure im Blute. Als Heilmittel rühmt er Aderlässe, Abführungen, harntreibende Mittel und eisenhaltige Mineralwasser bei Kranken mit hitzigem Temperament, zuletzt Analeptica.

1652. St. H. Cravelius. Diss. de scorbut. Jen. 1652.

Ch. Henningius. Diss. de scorbut. Arg. 1651 oder 1652.

1653. A. Mengering. Diss. de atrophia scorbutica. Lips. 1653.

1658. J. A. Grabe. Cas. labor. affect. hypochondr. c. sympt. scorb. Giess. 1658.

1660. S. Pauli. De var. caus. febr. Coppenh. 1660. Im Anhang.

1661. J. A. Grabe. Kurzer Unterricht vom Scharbock. Erfurt. 1661.

A. Guyot et C. Brisset. Estne scorbut. ab aquar. vitio. Paris. 1661.

C. Gemma. Cosmocrit. L. II. C. 2.

1662. B. Timaeus. Opera med. pract. 1662. T. I. p. 3. 7. 15. T. III. 24. 32. 35. 36. T. IV. 15. TVIII. 15. 18. Lib. 3. epist. 10—12. 20. 28 L. V. 9. Unzuverlässige Beobachtungen.

1663. V. A. Möllenbrock. De var. s. arthr. vag. scorb. Lips. 1663. 1672.

Nach M. soll das Uebel alle Menschen heimsuchen. Man findet nur eine Art Scorbut beschrieben, dagegen recht viele Irrthümer auf eine pomphafte Weise erzählt.

G. B. Metzger. Diss. de scorbut. Tubing. 1663.

L. Ursinus. (Beer) Diss. de scorbut Lips. 1663.

J. Schuter. D. de scorbut. Leid. 1663.

1664. J. Th. Schenkius. D. de scorbut. Jen. 1664.

1665. Barbette. Praxis. Amstelod. 1665. 1669. Roterd. 1665. Cum mult. notis ed. F. Dicker. Leid. 1669. Amstelod. 1678. 1702. Patav. 1676. Venet. 1732. A. d. L. Frankf. 1693. Lübeck 1700. 1718. Engl. 1718.

R. hat die Beschreibung nach Eugalen abgefasst. Bei der Behandlung verwirft er Aderlässe und starke Abführungen und rühmt Murias ammon., Spir. sal. dulc. und Hb. cochlear.

Th. Bardolin. De medicin. Danorum domestic. diss. X c. vindic. et addidament. Hafn. 1665. Fuse de scorbut.

Nach B. behandelten Franzosen und Italiener den Scorbut unrichtig, obgleich er in Arles oft vorkam. In Norwegen gebrauchte man die Multbeere zu B. Zeiten, noch früher Radix angelicae zur Beseitigung des Scorbuts. B. räth bei Complication mit anderen Krankheiten, zunächst den Scorbut zu beseitigen.

D. Westelier. De scorbut. Leid. 1665.

1666. F. Plater. Prax med. L. III. C. 4. Basil. 1666.

P. gehört auch zu den Abschreibern des Eugalen. Nach P. soll der Scorbut, so wie die Lues durch Seefahrer uns zugeführt worden sein. Unter den Symptomen zählt er Beulen, bald schmerzhaft, bald unschmerzhaft auf, die ihren Sitz in drüsigen Theilen, oder zwischen den Muskeln haben. Nach der Beschreibung derselben zu urtheilen, waren diese Beulen: theils Drüsenanschwellungen, theils Furunkeln oder solche Ablagerungen, wie sich bei Neigung zur Geschwürsbildung finden. Als Heilmittel rühmt er den Senf mit Honig und Succus Aurantior.

J. N. Pechlin E. N C. D. I. an. 9. 10.

Bei einer scorbutischen Frau, die an Zahnschmerzen litt, wurden Würmer, die den Läusen (?) nicht unähnlich waren, ausgezogen.

S. R. Sulzberger. Diss. de scorbut. Liss. 1666.

M. Lyser. De scorbut. Lips. 1666.

1667. E. Maynwaring. The cur. of Scurvy. Lond. 1667.

Als Ursachen führt er den Gebrauch des Tabacks und die übermässige Befriedigung des Beischlafs an.

H. Ch. Alberti de essere scorbuti Erf. 1667. v. 1692.

J. Schmidt's Pest etc. u. Scharbock Augsb. 1667. 1692. 1702.

Th. Willis. Tract. de scorbut. 1667.

W. weicht zwar bei der Beschreibung des Scorbuts von den frühern Schriftstellern ab; sie ist jedoch bei alle dem ganz falsch. Nur tadelt er mit Recht: dass man die Formen des Scorbuts ohne Recht vervielfältigt habe. Als Ursache führt er ungesunde Luft, Entartung der Blutmasse und des Nervensaftes an. Die erstere sei bald schweflicht-salzig, bald salzig-schweflicht. Bei der erstern seien Aderlässe und kühlende Mittel, bei der letztern Irritantia und flüchtige Salze enthaltende Mittel angezeigt.

1668. E. Maynwaring. Util. obs. fact. in quibusd. scorbut. curat. Lond. 1668.

F. Albinus. D. de scorbut. Leid. 1668.

J. D. Major. Progr. lect. de scorbut. privat. praemiss. Kiel. 1668.

H. Meibom. De arthr. vag. scorbut. Helmst. 1668.

W. Rolfinkius. Diss. de scorbut. Jen. 1668.

G. Rolfinkius. Diss. de scorbut. Jen. 1668.

1669 R. Lower. Bromograph. oder Haberkur. Amsterd. 1669. von J. Frank. Ulm. 1715. 1722. Strassb. 1754. Schwed. v. J. Ch. Nordenheim. Stockh. 1724.

Ueber den Nutzen des Habertranks von Lower im Scorbut.

1670. G. Frank. D. de scorbut. Heidelb. 1670.

1671. O. Borichius. D. de scorbut. Hafn. 1671.

O. Borichius. Act. Hafn. V. I. obs. 134. V. II. an. 4. obs. 72. an. 5. obs. 87.

Ueber den Nutzen des Spiritus antiscorbut. von Dr. Protten.

H. Stubbes. Epist. discours concern. phlebotomy in oppos. of G. Thomson at the effects of blood letting the etc. scurvy etc. Lond. 1671.

J. H. Schmidt. Discurs. med. de cachex. scorbut. Placent. 1671.

J. Thevart. An ex aeris et diaet. vit. scorbut. Paris. 1671.

N. Vernette. Tract. du Scorbut. ou mal de ter. et de tout. l. malad. qui arriv. s. la mer. Rochelle. 1671.

V. giebt eine Geschichte des Scorbuts. Nach V. soll durch Anhäufung von Scorbutischen Infection der Luft erfolgen und in kälteren Jahren das Uebel epidemisch werden. Krankheiten und Alles was die Kräfte aufreibt, wirkt als prädisponirendes Moment. Der Sitz des Uebels ist im Blute. Nach V. Beobachtungen fand sich die Milz nur selten (8 : 500) ergriffen, dagegen das Pancreas, Omentum und Mesenterium häufig zerstört. Auch V. nimmt einen heissen und einen kalten Scorbut an. Unter den Symptomen führt er Erbrechen und Durchfall an, durch welche blutabsondernde Geschwülste ausgeschieden werden sollen. Als prophylactische Mittel werden Reis, Wein, Scherbet und Körperbewegung gerühmt. Während der Belagerung von Rochelle leistete der Senf bei den Scorbutischen gute Dienste. Als Heilmittel finden wir aufgezählt: Ptisanen, Rad. armorac, Arum, Nasturt. aquat. etc. Gegen Geschwüre im Munde Decoct. Tamar. mit Alumen. Bei angeschwollenem Zahnfleisch machte er Scarificationen und liess Decoct. Aristoloch. und Gentian. als Mundwasser brauchen. Gegen Durchfälle rühmt er Rheum, Myrob. und bei der Complication mit Rheumatismus Theriac, Diascord. und Opium zu gebrauchen.

S. Wirdig. Diss. de scorbut. Rostoch. 1671.

1672. R. W. Krause. Diss. de scorbut. Jen. 1672.

J. A. Fridericus. Diss. de laesion. oris scorbut. Jen. 1672.

M. Friebe. E. N. C. D. III. an. 4. obs. 91.

F. meint eine scorbutische (?) Affection sei durch fliessende Hämorrhoiden beseitigt worden.

1673. J. F. v. Cappeln. De scorbutic. sanguin. intemperie D. Leid. 1673.

M. Sennert. D. de scorbut. Witteb. 1673.

J. Schouten. D. de scorbut. Leid. 1673.

1674. V. A. Möllenbrock. Cochlear. curios. Lips. 1674.

M. erwähnt das häufige Vorkommen des Scorbuls in Westphalen. Die nächste Ursache sei ein scharfflüchtiges Salz der Säfte; die entfernte: unzweckmässige Lebensart. Auch neigt er sich zu denjenigen, welche den Scorbut für ansteckend hielten. Heilmittel: zunächst Purgantia und Diuretica; dann Antiscorbutica z. B. Hb. cochlear., Oleum de pinn., Martialia.

O. Worm. D. de scorbut. Hafn. 1674.

Ueber den Gebrauch der Multbeere bei den Norwegern als Antiscorbuticum.

A. B. Angli. D. de scorbut. L. B. 1674.

Ph. Haechstetter. Obs. rar. med. D. VII. 10. Lips. 1674.

J. J. Waldschmidt. De scorbut. in astrolog. med. Ann. non addit.

G. W. Wedelius. De arthr. vag. scorbut. 1675. H. Cellarius. Bericht von Scharbock. Halberst. 1675.

C. nimmt einen heissen und einen kalten Scorbut an. Unter den Eingeweiden leidet am häufigsten die Milz mit; dann das Pancreas, deren Saft widernatürlich scharf wird.

G. Harrey. Diseas. of Lond. or a discovery of scurvy. Lond. 1675.

Das Uebel in London. H. theilt den Scorbut in zwei Classen: den Mundscorbut, entstanden in Folge von Säure; und in den Scorbut der Beine, in Folge einer seifenartigen Beschaffenheit der Säfte entstanden.

J. D. Muller. D. de cruentat. gingivar. scorbut. Altdorf. 1675.

G. Stein. Diss. de cardialgia scorbut. Altdorf. 1675.

G. Stein. D. de paralys. scorbut. Altdorf. 1675.

J. M. Sulzer. D. de scorbut. Hafn. 1675.

1677. F. Clamette. Prax. med. Riverian.

non absimil. T. II. Montpell. 1677. Lyon. 1704. 1714. Engl. Lond. 1706.

Im 2-ten B. spricht C. über den ranzigen und sauren Scorbut.

A. Lamb. D. de scorbut. Leid. 1677.

1678. J. Zipfel. Scharbock etc. Dresden 1678.

1679. C. Patin. Orat. de scorbut. Patav. 1679.

P. Pena. Advers. stirp. p. 121. 122.

E. Renaudot. Conferenc. publiq. ou quest. academiq. sur l. sc. par le plus beaux espr. de ce temps. Paris. 1679. Scorbut. T. V.

F. D. Sylvius. Opera omnia med. Amstelod. 1679.

Enthalten wenig über den Scorbut. Als Heilmittel findet man empfohlen: Hb. Cochlear. Sem. Sinapeos, Succ. Aurant. Spir. nitr. dulc. u. Spir. sal. dulc.

M. Ziervogel. D. de scorb. Leid. 1679.

E. Maynwaring. Treatis. on the scurvy. Lond. 1679. 1685.

1680. A. Curtius. D. de scorbut. Marburg. 1680

B. Fischer. D. de scorbut. Leid. 1680.

1681. P. Ammann. De stomacace sive scorb. oris. Lips. 1681.

E. Leichner. D. de scorbut. Erf. 1681.

A. Muntingi. De ver. antiquor. herb. Britannic., ejusd. efficat. contra stomacac. s. scelotyrb. Frisiis et Batav. de Scheuerbuyck. D. hist. med. 1681.

M. rühmt Rumex aquaticum, die Hr. Britanica der Alten, als bestes Heilmittel.

1682. G. F. Hildanus. Observ. et curat. chir. Obs. V. C. 5. Fkft. 1682.

Zwei Krankengeschichten.

1683. Cameau. Trait. curieux du scorbut, de ses sympt. et demonstr. de la ferment. ou mouvement.

intestin. d. corps s. l. princip. d. Decrates. Lond. 1683.

A. H. Fasch. D. de arth. vag. scorbut. Jen. 1683.

L. Chameau. Trait. du scorbut. Paris 1683.

Ueber das endemische Auftreten des Scorbuts in England. Das Wesen soll in einer contagiösen Auflösung des Bluts liegen und als Heilmittel rühmt er die Milch.

M. Dellon. Un voyage aux Indes orient. M. D. Suppl. ch. 2. 1683.

Nach D. ist der Scorbut auf langen Seereisen die gefährlichste Erscheinung, da er nicht allein ansteckend, sondern auch zur See nicht zu heilen sei. Das Blut des Meerschweins soll specifische Kräfte gegen den Scorbut besitzen.

1684. J. Dolaeus. Med. theor. pract. encyclopaed. L. III. C. 12. 1684.

Unsinnige Behauptung über den Calomel, als Heilmittel wider den Scorbut. Das Wesen sei eine saure Schärfe und daher sei er auch mit der Hypochondrie verwandt.

Cameau. Moyens praeservat. et method. p. l. guerison du scorbut. Lyon. 1684.

1685. J. Broen. De duplic. bile veter. Leid. 1685.

B. führt als Symptome des Scorbuts Hydrops und Pleuritis auf.

A. Hochmuth. Diss. de purpur. epidem. scorb. Witteb. 1685.

Geschichte des Scorbuts. Ursächliche Momente: der Genuss verdorbenen Getraides.

G. Harvey. Of the small pox etc. a diseas. of the scurvy. Lond. 1685.

Th. Sydenham. Opera universal. Lond. 1685. Enthält wenig über den Scorbut.

J. Thiele (?) De purpura epidemica scorbutica. Viteberg. 1685.

Enthält die Geschichte der Krankheit, welche aus dem Genusse des Mutterkornes entstanden war.

1687. G. W. Wedelius. Diss. de scorbut. Jen. 1687.

B. Boni. D. de scorbut.: Journ. des Savans 1687.

1688. G. W. Wedelius. D. de colica scorbut. Jen. 1688.

G. Wölffel. D. de febre scorbut. Erf. 1688.

J. Vesti. D. de scorbut. Erf. 1688.

1690. R. Huntley. D. de scorbut. Traject. 1690.

1691. J. F. Decker. D. de arthr. vag. scorb. Leid. 1691.

G. Budens. D. de scorbut. Leid. 1691.

1694. M. Lister. Sex exercitat. de quibusd. morb. chron. E. V. de scorb. Lond. 1694.

Nach L. soll der Scorbut einzig in Flandern geherrscht haben und sich nur erst dann überall ausgebreitet haben, als die Engländer Reisen nach Indien ausführten. Zur Zeit L. suchte das Uebel die Seeleute aller Nationen häufig heim. Durch die Salztheile der Seeluft soll eine salzige Entartung der Säfte und so der Scorbut bewirkt werden. Cochlear., Succ. citr., säuerliche Früchte und Kräuter, Acetum und Spirit. vitrioli rühmt er als Heilmittel.

Leigh. Phthisiolog. Lancastrens. Lond. 1694. Genev. 1736.

Ueber phthisis scorbutica.

S. Sedel. E. N. C. D. II. an. 2. obs. 34.

Beobachtung eines blutigen Schweisses, der durch Körperbewegung hervorgerufen wurde.

S. Ch. Chomberg. D. de paralys. scorbut. Erf. 1694.

1695. Ph. J. Rumpel. Diss. de tabe scorbut. Utrecht. 1695.

1696. W. Cockbrun. Seadiseas., or a treat. of the nat., caus. and cur. etc. Lond. 1696. 1706. Leid. 1701. A. d. E. Rostock. 1726.

Enthält die Hypothesen über das Wesen des Scorbuts und belegt durch Beispiele den Nutzen von Gartengewächsen (Kohl, Rüben etc.). Das Wesen sucht er in unvollkommner Verdauung und Mangel an Hautausdünstung.

M. Ettmüller. Colleg. pract. de morb. corp. hum. P. II. Fkf. 1696.

Der Scorbut sei der höchste Grad von Hypochondrie.

M. Friccius. D. de colica scorbut. Ulm. 1691.

A. Pitcarn. Element. med. phys. mathem. L. II. c. 23. de scorb. 1696.

P. macht auf den Nachtheil der Blutentziehungen im Scorbut aufmerksam. Als Heilmittel empfiehlt er Milch und wo sie nicht vertragen wird, Eisen mit tonischen Mitteln. Auch die Transfusion von Thierblut bespricht er.

J. Verbrugge. Examen van Land end Zee Chirurgie de voornaamste Hoofdstukken etc. van aller Ziekten op Ost en Westind. Grönland. Amsterd. 1696. 4-e A. 1714. v. J. D. Schlichting. Amsterd. 1748.

Ueber den Scorbut unter den Holländischen Seeleuten in Grönland, Spitzbergen etc.

J. Colbatch. Physico medical essays concerning alcali and acid in the cure of disempers. Lond. 1696.

Alkalische Beschaffenheit der Säfte sei Ursache des Scorbuts.

J. Floyer. Praeternatural state of animal humors etc. Lond. 1696.

Salzige Entartung der Säfte als Ursache des Scorbuts.

J. Baggaart. Over de Scheurbuyk. Middelb. 1696.

1698. Le Clerc. La chir. complet. etc. Paris 1698. Belg. 1695. 1706. 1793. Hal. 1724.

1699. P. le Jonnellier et A. Lippi. Non est scorbut. aegritud. nova. Par 1699.

1700. G. B. Hoffmann. D. de scorbut. Argent. 1700.

1701. Y. Gaukes. Genes. an heelkonstige van de Scheurbock. Utrecht. 1701.

A. L. Vroling. Tractat. v. Scheurbock. Deventer. 1701.

1702. Th. Balthasar. De sale commune. Altorf. 1702.

Als Heilmittel Säure empfohlen, da der Scorbut Folge von Fäulniss sei.

M. de la Vigne et J. Depyney Peschard. Ergo omni scorbuto volatil. Paris 1702.

1704. J. Ph. Euselius. D. de febre scorbut. exanthem. Erf. 1704.

1705. L. F. Jacobi. D. de scorbut. haereditar. Erf. 1705.

N. Buchner. D. de scorbut. Daniae endemico. Leid. 1705.

1706. St. Blancard. De scorbut. et luis vener. divers. sign. et med. Lips. 1706.

G. E. Stahl. D. de scorbut. et vener. luis sign. et med. Halae 1706. in Haller. Diss. pathol. T. VI. No. 197.

1707. S. Roeseler de Rereseer. De scorbut. mediterran. Cibim 1707.

Carrichterus. Prax. German. L. 1. C. 41.

J. Crauford. D. de scorbut. L. B. 1707.

1709. H. Boerhave. Aphorism. de cognosc. et cur. morb. L. B. 1709. T. III. Aphor. 1148. — 1165. Mit Erläuter. v. G. van Swieten. B. III. Abth. 2. S. 389. — 465. Fkft. u Leipz. 1769.

Nach B. war der Scorbut den Alten bekannt und wenn gleich van S. dieser Meinung nicht unbedingt beistimmt, so räumt er ihnen doch eine beschränkte Kenntniss ein. Aph. 1149. v. S. tadelt die grosse Anzahl der Formen. 1150. Die vorzüglichsten Ursachen: nasse Kälte; Mangel; unverdauliche, schwere Nahrung; Trägheit; Melancholie und Missbrauch von China. 1151. Erscheinungen und Complicationen. Nach B. soll sich beim Scorbut schnell Ansteckbarkeit entwickeln, was jedoch v. S. gründlich widerlegt hat. 1153. 1154. Nach B. liegt die nächste Ursache in dicker scharfsalziger, laugenartiger, oder saurer Beschaffenheit des Bluts. 1155—1159. Die Heilanzeigen sind der Ansicht über das Wesen angepasst. 1159. v. S. tadelt das Blutlassen und den Gebrauch von Purganzen. 1160—1165. Auch Mercurialia werden verworfen.

J. Frank. Herb. Hallelujah botanice considerat. in corpor. prop. prax. cum nupera febre epidem. Ulmae Obs. an. 1703. 1708. Ulm. 1709.

Khcern. Affectio scorbutica mulieribus Hartbergensibus ante aliquot annos (1709) epidemic. Ephem. N. C. D. I et II. p. 324.

Das hier beschriebene Leiden gehört nicht dem Scorbut an, sondern entspricht mehr einem epidemischen Fieber mit Milzleiden und Stomacace.

1710. G. Magiri. D. de tabe scorbut. Lips. 1710.

G. Magiri. D. de paralys. scorbut. Lips. 1710.

1711. J. R. Deutgen. D. de scorbut. Hardenov. 1711.

Ch. de Geyter. D. de scorbut. L. B. 1711.

J. Bing. De scorbuto nautico 1711 grassato, Hafn. 1712.

1712. J. H. de Heucher. Caution. in cognoscend. curandoq. scorbut. necess. 1712.

Erzählt nur Irrthümer.

J. M. Hoffmann. E. N. C. D. III. an. 2. Osv. 207.

Geschichte einer Paralysis scorbut., durch Decoct. lignor. geheilt, und eine, wo nach heftigen Schmerzen im Arm der Tod apoplectisch erfolgte.

1713. J. G. v. Bergen. D. de scorbut. Francof. 1713.

1714. T. Zwinger. Examen plantar. nasturtiar. Basil. 1714.

Ueber den Nutzen von Nasturt. im Scorbut.

1716. J. Ph. Euselius. De aquilegia scorbut. asylo. Erf 1716.

Ueber den Nutzen des Succ. aquileg. vulgar. recent. als Heilmittel des Scorbuts; allein derselbe ist durch spätere Versuche nicht bestätigt worden.

1717. J. A. Fischer. Diss. de scorbut. ejusd. tum genuenis tum contraversis caus. symptomat. praecipuis et cura. Erf. 1717.

1718. F. Hoffmann. Med. rational. system. Halae 1718. T. IV. C. 1. p. 5.

H. rühmt als Heilmittel das gewöhnliche Wasser, noch mehr aber die natürlichen Mineralwässer. Auch warnt er gegen den Mercurgebrauch.

1719. J. A. Wedelius. D. de cachex. scorbut. Jen. 1719.

1720. M. Albertus. D. de scorbut. praeservand. Halae 1720.

L. Lambert. D. de scorbut. Lugd. B. 1720.

1724. P. Chirac. Obs. sur l'equipag. de vaisseaux. Paris 1724.

1725. J. Bodel. D. de scorb. Lugd. B. 1725.

J. Freind. Hist. of phisick. from the time of Galen. etc. T. II. p. 387. Lond. 1725.

F. zählt den Scorbut zu den neuen Krankheiten.

1726. Ch. M. Burchhard. Progr. de scorbut. septentrional. Rost. 1726

1727. G. Thiesen. D. de morb. marin. Lugd. B 1727.

1729. H. P. Juchius. D. de scorbut. Erf. 1729.

H. P. Juchius. D. de scorbut. summo morbor. et caus. morbific. genere. Erf. 1729.

1730. G. D. Albertus. D. de scorbut. Lugd. B. 1730.

M. Albertus. D. de scorb. Daniae non epidemic. Halae 1730

1731. P. Duret D. de scorbut. Lugd. B. 1731.

1732. S B. Meyer. Scorbut considerat. med. Giess. 1732.

A. Nitsch. Histor. Scorbut. Wiburgi regnantis 1732.

1734. J. F. Backstrom. Observat. circ. scorbut ejusd. indol., caus, sign. et cur. Leid. 1734 Halleri l. c. No. 195.

B. halt den Mangel an Vegetabilien für die einzige Ursache des Scorbuts, daher er sie auch als Heilmittel ruhmt.

D. Sinopaeus. Parerga medica. Petropol. 1734.

Diese Schrift gehort, obgleich nicht eben sehr bekannt, zu den klassischen. Die Beobachtungen über den Scorbut machte S. im Seehospital zu Cronstadt, wahrend der Jahre 1730–1733.

D. Schulz. Hist. scorbut. Wiburg. regnant. communicavit ab A. Nitzsch. Commerc. liter. Norimb. an. 1734. p. 162.

J. A. Wedelius. D de scorb. Jen. 1734.

1735. Ch. M. Burchhard. D. de scorbut. mar. balthic. acolio non epidem. Rost. 1735.

J. J. Daebel et Waller. D. scorbut. Suecis non esse endemic. Lond. 1735.

J. G. H. Kramer. Medicin. castrens. Norimb. 1735.

Scorbut complicirt mit Febris intermittens unter den Oesterreichischen Truppen in Ungarn und Oberitalien, in den Jahren 1734 und 1735.

1736. J. Schmid. D. de scorb. Prag. 1736.

1737. J. G. H. Kramer. D. epist. de scorb. Norimb. 1737. Haller l. c. No. 197.

K. liefert eine Beschreibung des Scorbuts unter den Oesterreichischen Truppen in Ungarn. Er laugnet. die Ansteckung und verwirft die vielen Zufälle, welche fälschlich dem Scorbut zugeschrieben wurden. Im Allgemeinen giebt er die Erscheinungen als in allen Fallen gleich an. Sumpfluft; Fieber; schlechte, schwere Nahrung waren die ursächlichen Momente. K. bestimmt das Frühjahr als diejenige Jahreszeit, in welcher der Scorbut auftritt; allein er irrt in der Behauptung: dass dies weder im Herbst noch Winter der Fall sei. Als Heilmittel erwahnt er: antiscorbutische Vegetabilien, flüchtige, harzigätherische und Eisenmittel; bemerkt jedoch dabei: dass die China sich am wirksamsten bewiesen habe.

1738. F. Hoffmann. De scorbut. ver. origin. indol. et curat. Halae 1738.

Die Beschreibung ist nach Willis abgefasst.

J. Hummel. De arthr. tam tartar. quam scorb. Buding. 1738.

E. F. Pelgrom. D. de scorb. Lugd. B. 1738.

Petit. Mal. de os. T. II. p. 443.

Ueber exostosis scorbutica.

Pugh. Med. obs. and. inquir. V. II. p. 241. 1738.

Anempfehlung der China.

1743. P. Briscow. Trait. du scorbut. Paris. 1743.

1744. G. Barkeley. A chain of philos. refect. and inquir. concerning the virt. of tar-water. Lond. 1744.

Theerwasser soll für sich allein den Scorbut beseitigen.

G. C. Richter. Progr. in Hippocrat. scorb. antiquitat. Gotting. 1744.

Hippocrates soll bereits den Scorbut erwahnt haben.

Reus. in Ejusd. opusc. V. III. p. 110–117.

J F Schreiber. Vom Scharbock St. Petersb. (?)

1747. S P. Hilscher. Progr. de gravi scorb.

symptomate scelotyrbe dicto memorabili casu illustrat. Jen. 1747.

S. P. Hilscher. D. de scorbut. ejusq. remed., Jen. 1747.

A. Nitzsch. Theoret. pract. Abhandl. des Scharbocks. St. Petersb. 1747.

N. tadelt die Schriftsteller, welche den Begriff von Scorbut zu weit ausgedehnt, aber auch ebenso die, welche ihn zu sehr beschränkt haben. Als Grund für das seltnere Auftreten an manchen Orten führt er mit Hoffmann den häufig gewordenen Thee- und Kaffegebrauch an und glaubt: dass an die Stelle des Scorbuts das Friesel getreten sei. N. läugnet den Einfluss des gesalzenen Fleisches, der feuchten Seeluft, des Mangels an Vegetabilien zur Erzeugung des Scorbuts und nimmt verschiedene für den heissen und kalten an. Für die erstere Art: Korperschwäche in Folge von Anstrengungen und Krankheiten, deprimirende Gemüthsaffecte, feuchte heisse, oder kalte, oder mit animalischen Ausdünstungen geschwängerte Luft, die vereinigt das Uebel ungemein steigern konnen. Die nächste Ursache sucht er in einer Cacochylia putridinosa vappida in primis viis mit zäher fauliger Beschaffenheit des Blutes Die Ursache der zweiten, weit seltener vorkommenden Art, soll in einer laugenartigen Schärfe und Auflosung des Blutes bestehen und immer von Fieber begleitet sein.

N. hat seine Beobachtungen nicht zur See, sondern nur bei Landarmeen gemacht.

Beim kalten Scorbut finden wir bei N. 4 Arten aufgezählt.

1) Scorbutus lividus, der blaue Scorbut. In den Jahren 1732 und 1733 zu Wiburg und St. Petersburg beobachtet. Als charakteristische Zeichen werden angegeben: blaue Flecken auf den Beinen, zuweilen auch auf dem Rücken, der Brust, den Au-

genlidern und der Conjunctiva, wodurch die letztere sackförmig hervorgedrängt werde und oft eine chronische Augenentzündung zur Folge habe Ferner bedeutend geschwollenes, blasses, weiches Zahnfleisch, aus welchem beim Druck blutige oder eiterartige stinkende Materie ausfliesse; angeschwollene Parotis, rheumatische Schmerzen und Fieber.

Betrachten wir nun die aufgezählten Erscheinungen, so ergiebt sich leicht: dass sie entweder einer Stomacace oder Hydrargyrosis febrilis mit scorbutischer Diathese verbunden, aber nicht als eine eigene Species des Scorbuts gelten dürfen.

2) Scorbutus petechialis vel lenticularis. Im Jahre 1732 zu Wiburg und 1737 in den Verschanzungen zu Ust-Samara beobachtet. Die Flecken sollen, gleich den Flohstichen oder Petechien, dunkelroth, nur an der vordern Fläche der untern Extremitäten und über dem Knie und in der Kniekehle als Vibices gefunden werden; und mit der Zunahme derselben die gleichzeitig bestehende Geschwulst und Schmerzen in diesen Theilen sich verstärken und der Puls frequenter werden. Auch sollen sich dazu an der innern Fläche der Wangen, bald harte knollige, bald schwammige Geschwülste gesellen; zuweilen auch Anschwellung und Verhärtung des Musculus temporalis über den Jochbogen, ohne jedoch die Parotis mit zu ergreifen. Das Zahnfleisch weniger weich, als bei der ersten Art, fände sich an seinem obern Theil excoriirt. Auch sei die Salivation und der üble Geruch bedeutender als bei den übrigen Arten. Als nächste Ursache für diese Species soll Zähigkeit der lymphatischen und wässrigen Bestandtheile des Blutes anzusehen sein.

Finden sich nun auch unter den aufgezählten Erscheinungen einzelne dem Scorbut angehörig, so zwingen doch wiederum die Angaben über den Puls, die Mundaffectionen etc. diese Species nicht für

Scorbut, sondern für Hydrargyrosis febrilis zu halten; zu der sich entweder der Scorbut gesellte, oder aber die Hydrargyrosis wurde durch unzweckmässigen Mercurialgebrauch bei scorbutische Diathese herbeigerufen.

3) Scorbutus pallidus, der blasse Scorbut mit zwei Abarten: Scorbutus pallidus mucosus und S. p. muriaticus, wurde von N. in Finnland 1742 und 1743 beobachtet. Dieser soll aus einer Verderbniss des Fettes, oder der öligen Bestandtheile des Blutes hervorgehen. Alle Flecken auf der Haut fehlten, weil die wässrigen Bestandtheile des Blutes nicht zähe würden und die rothen nicht geronnen. Dagegen finde sich eine bleiche allgemeine Geschwulst ein, die, sobald die übrigen Theile des Blutes brenzlicht würden, in das Gelbe übergehe. Sobald das Fett aber die Härte des Talgs annehme, erschiene die Geschwulst der weichen Theile der Arme und Füsse, die allmälig so hart werde, dass sie dem Druck des Fingers nicht nachgebe und zugleich treten auch wahre Tophi auf den Händen und der Tibia auf. Da aber nun die wässrigen Theile des Blutes weit schneller fade und die salzigen der übrigen salziger und schärfer würden, so fände man auch hier die Wangen stärker geschwollen, die Knie zusammengezogener, das Zahnfleisch weicher u. s. w. Wenn sich das Blutwasser im Zellgewebe anhäufe, so entstehe Hydrops; wäre dies in den Drüsen der Fall, so bilde sich Durchfall aus. Entstehe aber durch Vermischung des Blutwassers mit den olig-salzigen Theilen eine Schärfe, so erschienen in den verschiedenen Theilen, z. B. den Gelenken der Rippen, am Brustbein, die heftigsten Schmerzen, erstickende Engbrüstigkeit, Brand der Wange, colliquativer Durchfall u. s. w.

Auch bei dieser Art suchen wir vergebens das eigenthümliche Bild des Scorbuts, sondern finden vielmehr eine Complication mit Wassersucht, Rheumatismus und Gicht.

4) Scorbutus ruber, nur in den Verschanzungen von Ust-Samara beobachtet. Als eigenthümliche Symptome dieser nur ein Mal beobachteten Form, sind: grosse Schwäche, rothe Flecke über den ganzen Körper, aufgedunsene herabhängende Wangen, schwammiges, faules, stinkendes Zahnfleisch und im Kniegelenk zusammengezogene Extremitäten aufgezählt.

Diese Art entspricht am meisten dem zweiten Grad des Scorbuts.

Scorbutus calidus, der hitzige Scorbut. Wurde von N an verschiedenen Orten, vorzüglich oft aber zu Wiburg und Cobilak beobachtet. Der hitzige Scorbut soll sich durch allgemeine Abmagerung charakterisiren. Das Zahnfleisch soll weder sehr schwammig noch auch übelriechend, sondern schmerzhaft aufgeschwollen, brennend sein, zuweilen so stark, dass Berührung desselben Ohnmacht bewirkte. Die Schmerzen in den verschiedenen Theilen seien wandernde und bewirkten grosse Beklemmung, Colik, Strangurie u. s. w. Das begleitende Fieber sei zwar anhaltend, aber von unregelmässigem Typus. Weder Kniegeschwulst, noch auch Purpura scorbutica kämen vor und als Hauptunterscheidungszeichen habe man den Urin zu betrachten, da derselbe beim kalten Scorbut zwar eine dunklere Farbe habe, sich aber nur wenig verändere, während beim hitzigen Scorbut der Urin sich mit einer Fetthaut bedecke und einen dicken sandigen Bodensatz fallen lasse. Auch komme diese Gattung niemals epidemisch vor und man fände in den Leichen in der Regel scirrhöse Geschwülste der Unterleibsdrüsen, vorzüglich des Pancreas und der Leber.

Auch diese Gattung gehört nicht hierher, sondern vielmehr zu den febrilen Krankheitsformen.

Uebrigens ergiebt sich das Unrichtige dieser Eintheilung von selbst, wird aber noch deutlicher bei Betrachtung des Krankheitsbildes heraustreten.

Im noch übrigen Theile der Schrift spricht N. von den Ursachen, welche während der Belagerung von Asow, 1736; während des Feldzuges am Dniester und bei Chozim, 1739 etc. das Uebel hervorriefen.

Die Behandlung bietet nichts besonderes dar.

1748. G. Anson. A voyage round the world in the years 1740—44. Lond. 1748.

Nächst Belehrendem in Bezug auf Prophylaxis, findet man auch Lesenswerthes in Bezug auf die Erscheinungen des Scorbuts.

H. Ellis. A voyage to Hudsonsbay etc. in the years 1746. 47. Lond. 1748.

E. schreibt dem Missbrauch des Branntweins das Erscheinen des Scorbuts unter seiner Mannschaft zu; allein zuverlässig wirkte die Kälte und der Mangel an frischen Vegetabilien gleichzeitig mit darauf hin. Der Tod erfolgte meist mit colliquativen Durchfällen und Wassersucht bei übrigens gewohnlichen Erscheinungen des Scorbuts. Die gewohnlichen Mittel leisteten keinen Nutzen, dagegen soll das Theerwasser sich so heilsam bewiesen haben, dass selbst die Kranken noch im letzten Stadium durch dasselbe gerettet wurden. Die Kriesen erfolgten durch den Harn.

M. Law. D. de scorbut. Edinb. 1748.

Bigot de Morogues. Auserl. Abh. d. d. Acad. zu Paris zugeschickt wurden. A. d. f. v. Beer. T. I. S. 145.

Handelt von der verdorbenen Schiffsluft als Ursache für den Scorbut.

1749. C. Bisset. A treat on the scourvy. Lond. 1749.

Die Schrift ist voll von Irrthümern.

Cadet. D sur le scorbut. avec obs. Paris. 1749.

R. Mead. On the scurvy in the works of Mead p. 437—50. Lond. 1749.

M beschreibt das Uebel genau; betrachtet feuchte Luft, Salztheile, schlechte Nahrung als Hauptursachen und Vegetabilien, Milch und Landluft als Heilmittel.

1750. Ch. Alston A dissert. on quick-lime and limewater. Lond. 1750.

Kalk und Kalkwasser als Heilmittel im Scorbut.

A. Cocchi. Bagni di Pisa. p. 253 Firenz. 1750.

C. bemerkt dass der Scorbut durch Mangel an frischen Vegetabilien entstehe und durch dieselben auch zu beseitigen sei.

M. Gmelin. A journ. of voyag. made by ordre of the court of Russia in the Ramasatzin, by the coast of Sibiria etc. 1736—1750.

Beschreibung des Scorbuts unter zwei Schiffsbesatzungen, während sie unter 71° N. B. überwinterten.

1751. G. E. Hambergerus. D. de scorbut. frigid. Jen 1751.

Brescou Dumouret. Trait. du scorbut. Paris. 1751.

1753. A. Addington An essay on the Sea-scurvy, etc. Lond. 1753.

Empfehlung von Acid. murialic. als vorzügliches Heilmittel.

J. Lind. A treat. of the sourvy. Edinb. 1753.

1754. G. Ch Dethardingius. De scorbut. Meyapolens. Rostoch. 1754.

H. M. Missa. Quest. med. An a divers virus scorbut. in dole et sede merb divers. Paris. 1754.

J. Pringle. Beobachtung über die Krankheit einer Armee. A. d. E. von J. E. Greding. Altenb. 1754.

S. 10. Der Scorbut ist die vorzüglichste und langwierigste Krankheit des sumpfigen Theiles der Niederlande und ist vorzüglich durch feuchte Luft bedingt. Allein dass dies doch nicht in so grosser Ausdehnung anzunehmen ist, geht daraus hervor, dass die Reichen, oder überhaupt die, welche eine gute nahrhafte Diät beobachten, nicht befallen werden. P. macht keinen Unterschied zwischen Land- und Seescorbut. Das seltenere Vorkommen des Scorbuts in den letztern Jahrhunderten, S. 328 — 336, schreibt er, wie Black, der grössern Reinlichkeit der Städte, den gesunderen Wohnungen, dem allgemeinern Verbrauch des Weins, Bieres, der Gartengewächse, des Thees und des Zuckers zu. S. 338. Im sumpfigen Theil der Niederlande, wo der Scorbut häufig vorkam, will er niemals Scabies gesehen haben, allein auf englischen Schiffen fehlte es nicht an dieser Complication. Viele Krankheitserscheinungen soll die in den Gefässen frei werdende Luft bedingen. Das Krankheitsbild hat er nach Eugalen entworfen. Die nächste Ursache liegt in Fäulniss des Blutes. Auch nimmt P. nur eine Art, den fauligen Scorbut, an.

Die Schrift enthält wohl Belehrendes, wenn man es nur aus der Hülle der Fäulnisstheorie herauszieht.

1755. J. de Gotter. System. de prax. med. Fkf. et Leip. 1755. T. I. p. 95.

Nach Boerhave, wenigstens im wesentlichen abgehandelt.

1756. J. Huxham. Abhandl. v. d. Fiebern A. d. F. 1756. Anhang.

Als Ursachen betrachtet H. schlechte Nahrung, faule Schiffsluft und feuchte Atmosphäre. Das Wesen sucht er in laugenartiger Schärfe des Blutes. Die besten Heilmittel: Acida vegetabil. et mineral.

E. Rosen. D. de symptom. purpur. scorbut. chron. Lond. 1756. Haller l. c. No. 198.

1757. J. Lind. An ess. on the most effect. means of perserv. the health of seam. etc. Lond. 1757. 1762. 1713. 1774.

Bemerkenswerth in Bezug auf die Prophylaxis.

1758. A. de Haen. Problema de scorbut. in ration. medend. Vindob. 1758—79. P. VII. c. 4. P. VIII. c. 14.

G. v. Swieten. Beschreib. und Heilart. der Krankheit., die am öftersten in den Feldzügen beobachtet werden. Triest. 1758. S. 144.

Kurze Beschreibung des Scorbuts.

1759. L. G Klein. Interpr. clin. Erf. et Lips. 1759. Ed. nova 1826. p. 138.

Besonders genau ist die Prognose abgehandelt.

J. Astruc. Traité de tumeurs etc. Avec deux lettres etc. Paris 1759. T. II.

Die erste Epist. handelt vom Nutzen des Vinum Mouratti und andern Medicamenten im Scorbut.

1760. R. Russel. A dissert. on the use of Seawat. in the diseas. Lond. 1752. 1760.

Das Seewasser als bestes Prophylacticum empfohlen, weil das Salz die Fäulniss verhindere.

1761. J. a. Bona. Tractat. de scorbut. Veron. 1761.

B. zählt eine ungemeine Menge Krankheitsformen, als dem Scorbut eigenthümlich, auf. Auch bekennt er sich zur Annahme: dass die Alten den Scorbut gekannt haben und erwähnt das Vorkommen des Uebels in Italien.

1764. D. Monro. An account of the diseases, which were most frequent in the Brit. milit. hospit.

in Germain. Lond. 1764. p. 250. A. d. E. v. D. J. E. Wichmann. Altenb. 1766. S. 203., v. Begue de Presle. 2 B. 1771.

Ch. E. Endter. Cur des Scorbuts. Hamb. 1764.

D. Macbride. Experimental essays on the following subjects No. 4. on the scurvy etc. Lond. 1764.

1766. C. N. Altmann. Analys. plantar. antiscorbut. Vien. 1766.

S. Eugalenus. De scorbut. select. tract. Boerhave, Huxham, Lind, Addington. Venet. 1766.

F. Home. Princip. medic. Ed. 3. Amstelod. 1766. p. 188.

Anempfehlung einer einfacheren Behandlungsweise des Scorbuts, als bisher befolgt wurde.

A. Severinus. Lib. de scorbut. ed. G. F. Bachström et Huxham. Venet. 1766.

Charl. Bisset. Medical. essays and observations. Lond. 1766.

Beschreibt unter den Namen Landscorbut eine Krankheit, die offenbar Syphilis gewesen ist.

1767. Raymond. Hist. de l'elephant., contenant aussi l'orig. du scorb. etc. Lausan. 1767. Montpel. 1783.

W. Chelmsky. De scorbut. exercit. caesar. reg. in Siles. an. 1760 et 1761 gravit. afficient. Prag. 1767.

1768. N. Hulme. De natur. caus. et curat. scorbut. libel. Lond. 1768.

Die Beschreibung der Zufälle ist nach Lind abgefasst. H. erzählt einen Fall, wo durch schnelles Oeffnen der Schiesslöcher auf einem Schiffe plötzlich der Tod bei einem Scorbutischen bewirkt wurde. Auch erwähnt er der Nyctalopie als Symptom. Die nächste Ursache sucht er im Zurückbleiben und Anhäufen einer fauligen Materie im Körper. Die Gelegenheitsursachen findet er einzig und allein in der

Nahrung. Als Heilmittel empfiehlt er Zitronen, Pomeranzen, China etc.

T. B. de Sauvage. Nosolog. method. etc. Amstel. ed. II. T. 1768.

T. I. p. 307. Synochus scorbutic. p. 352. Tertiana scorbut. p. 446. Miliaris (Purpura) scorbutica. p. 532. Trismus (Rigor) genarum scorbutic. p. 538. Contractura scorbut. p. 546. Calochus scorbut. p. 661. Dyspnoea scorbut. p. 676. Orthopnoea scorbut. p. 684. Pleurodyne scorbut. p. 790. Paralysis scorbut. p. 803. Asthenia scorbut. p. 813. Syncope scorbut. p. 836. Coma scorbut. somnolentum. Cataphora scorbut. T. II. p. 23. Arthrit. scorbut. p. 28. Osteocopos scorbut. p. 30. Rheumatismus scorbut. p. 116. 139. Lumbago scorbut p. 224. Pica scorbuticorum. p. 290. Haemoptysis scorbut. p. 299. Haematemasis scorbut. p. 322. Hepatirrhoea scorbut. p. 330. Dysenteria scorbut. p. 333. Melaena scorbut. p. 369. Ephidrosis scorbut. p. 379. Ptyalismus scorbut. p. 455. Phthisis scorbut. p. 464. Aridura scorbut. p. 563. Ascites scorbut. p. 563—567. Scorbutus. S. nimmt 3 Perioden bei der Entwickelung des Scorbuts an: den Scorbutus incipiens, den S. crescens und den S. inveteratus und schildert die Erscheinungen treffend. p. 577. Scabies scorbut. p. 593. Melasicterus scorbut., Icterus niger scorbut. p. 626. Necrosis scorbut. Bei den einzelnen Formen findet man auch die entsprechende Literatur angeführt.

1770. G. V. Zeviani. Sopra lo scorbuto, coronat. della reale Acad. etc. di Mantova. Veron. 1770.

Z. rühmt als bestes Prophylacticum die Milch; da jedoch diese zur See nicht anzuschaffen ist, so setzt er an die Stelle: Gartengewächse und Früchte und belegt den Nutzen derselben durch Beispiele. Unter andern erzählt er: wie Milch das Uebel bei den Soldaten eines Venetianischen Regiments, und als Besatzung eines Schiffes, schnell beseitigte.

1771. Le Roi. Melang. de phys. et de méd. Paris. 1771.

1772. J. Anderson. D. de scorbut. Eding. 1772.

E. G. Baldinger. D. de scorbut. Jen. 1772.

R. Brocklesby. Oeconomical and med. obs. Lond. 1764. A. d. E. v. Selle. Berlin. 1772.

Empfehlung der China beim Scorbut.

R. A. Vogel. Acad. praelect. de cognosc. praecip. c. h. affect. Gött. 1772. p. 576.

Behauptet: dass Hippocrates den Scorbut gekannt habe.

1773. D. Macbride. Einleit. in d. theoret. prakt. Arzneiw. A. d. E. Leipz. 1773. S. 1001—1031.

J. Lind. Vers. üb. d. Krankh. d. Europ. in heiss. Climat. etc. A. d. E. Riga u. Leipz. 1773 v. Petzold 1775. Mit Anmerk. v. Thion de la Chaume. Leipz. 1792.

Erwähnt zwar den Scorbut, aber ohne sich weiter über denselben hier auszusprechen. Spricht von der Trinkbarmachung des Seewassers und im Anhang über eine Formel zu antiscorbutischen Mischungen.

1744. U. B. Askow. Diar. med. naval. in expedition. Algirens. An. prim. Lond. 1774.

Der Scorbut befiel während dieser Expedition vorzüglich unreinliche, faule oder solche Subjecte, die kürzlich von andern Krankheiten genesen waren. Der Malztrank leistete bald gute Dienste, bald wurde er ohne Erfolg gegeben, jedoch schreibt dies A. dem Verderben des Malzes durch langes Liegen zu. Der Succ. citri versagte niemals seine Dienste, daher A. ihn dem erstern vorgezogen wissen will.

E. G. Baldinger. Krankh. e. Armee etc. Leipz. 1774. T. III. Absch. 3. C. 3.

Ch. G. Gruner. Analect. ad antiquitat. med. Vratislav. 1774.

Poupart. Auserl. Abh. Lübeck u. Leipzig. 1774. S. 289.

Enthält den schriftlichen Nachlass über Sectionsbefunde am Scorbut Verstorbener, mitgetheilt v. N. G. Lesko.

1775. J. A. Brambilla. Chir. pract. Abhandl. v. d. Phlegmone etc. Wien 1775. B. II. S. 331—354.

Mittheilungen über den Scorbut unter der Oesterreichischen Armee in Schlesien während 1762. Er huldigt der falschen Ansicht: dass sich das Uebel unter unzähligen Gestalten verbergen könne. Als Ursachen des sich sehr verheerend bewiesenen Uebels, betrachtet er die schlechten überfüllten Quartiere, wo die Soldaten bei strenger Kälte auf der Erde und auf wenigem Stroh schlafen mussten; den Mangel an Bier, Branntwein und Sauerkraut. Das Uebel erschien zuerst im Februar und hatte bereits im April so um sich gegriffen, dass bereits ⅔ von manchen Regimentern im Spital lagen. Die Armee in Sachsen, welche bessere Quartiere und gute Nahrung hatte, blieb so lange verschont, bis sie sich mit der in Schlesien vereinigt hatte. B.'s Ansicht von der Ansteckung beruht auf einen Irrthum, denn durch das Zusammenleben ward nicht die Ansteckung, sondern nur gleichzeitiges Einwirken der ursächlichen Momente bedingt. Die Erscheinungen, unter welchen das Uebel verlief, waren die gewöhnlichen, nur dass bei robustgebauten Männern, also wo das Uebel mehr örtlicher Natur, oder nur scorbutische Diathese vorhanden war, sich an den Schenkeln starke harte, blaurothe, entzündete (?) Geschwülste ausbildeten mit heftigem Fieber und vollem, harten Pulse. Beim allgemeinen Scorbut war der Puls schwach. Diese Geschwülste gingen in Brand über und zogen den Tod nach sich. Auch Caries der Maxilla kam vor. Die Heilmittel waren: Korperbewegung, frische animalische und vegetabilische Nahrung, Wein, Getränk von Wasser und Essig, Spir. nitr. dulc. oder Spir. sulphur. aether. Rad. calam. aromat., Rad. armorac., Spir. cochlear., Succ. recent, Hb. beccabung., Elix. Switenii und Molken. Gegen die Zahnfleischaffection wurden Scarificationen und Mundwasser aus Decoct. malt. mit Wein, Oxymel, Borax, Alumen angewendet. Bei den Geschwülsten an den Extremitäten, wenn das sie begleitende Fieber entzündlicher Natur war, leisteten Blutentziehungen gute Dienste. Trat Brand ein, so bekamen die Kranken Milch und China innerlich, und äusserlich wurde eine Abkochung der China mit Wein angewandt. Auch der Complication des Scorbuts mit Dysenterie, Pleuritis geschieht Erwähnung. B. warnt gegen den Gebrauch der Mercurialia et Martialia, allein er verordnete die letztern zu früh, daher sie auch nichts nützen konnten.

J. Lind. Abh. v. Scharbock. Nach d. 2-ten Aufl. A. d. E. v. J. N. Petzold. Riga. Leipz. 1775.

L.'s Schrift gehort zu den klassischen Werken. Sie beginnt mit der Kritik der verschiedenen Schriftsteller über den Scorbut, erortert umfassend die Ursachen, Diagnose, Prognose, Prophylaxis, vorzüglich zur See; die nächste Ursache und die therapeutische Behandlung. Die erstere sucht er in einer Fäulniss des Blutes und sucht dies durch Sectionsergebnisse zu beweisen. L. verwirft die Ansteckung und den Unterschied von See- und Landscorbut. Beigefügt sind Briefe von C. Cork, über das Uebel in Russland und der Tartarei und von Linée über dasselbe in Schweden. L. verneint die Kenntniss des Scorbuts bei den Alten und weiset zugleich auf einige der ältesten Mittheilungen über das Uebel hin. In der Litteratur, welche von 1541 bis 1774 fortgeführt ist, sind dennoch Lücken.

L. Rouppe. Abh. v. Scharbock. A. d. E. v. J. Ch. F. Schlegel. Gotha 1775.

Diese Schrift steht der obigen zwar weit nach, allein sie gehört dennoch zu den bessern Schriften über den Scorbut. Schlegel tadelt die Aerzte, welche überall Scorbut finden wollten. Zu den prädisponirenden Ursachen zur See zählte R. den Missbrauch des Rauch- und Kautabacks, eine Constitution mit zähem, dickem, erdigem Blute; schwere Kost; Mangel an Bewegung und Mangel an frischen, grünen Vegetabilien und Missbrauch des Branntweins. Ferner bemerkt R., dass in der Regel die Einwirkung mehrerer ursächlichen Momente zum Auftreten des Uebels nothwendig ist. Als Gelegenheitsursachen sieht er an: Nässe und Kälte, und deprimirende Gemüthsaffecte. R. nimmt auch 3 Grade des Scorbuts an. Als pathognomisches Zeichen führt er die Gänsehaut (allein diese fehlt doch auch bei Neigung zu Wassersucht), Purpura scorbutica und die Zahnfleischaffection an. Die Untersuchung des Blutes in den verschiedenen Stadien des Scorbuts ist sorgfältig angestellt und von Krankheitsgeschichten begleitet. Die nächste Ursache sucht R. auch in zähem, dicken Blute und bemüht sich dies auf verschiedene Krankheitserscheinungen anzuwenden. Die Angaben über das diätetische Verhalten sind beachtenswerth, dagegen die über das therapeutische nur theilweise zu befolgen. Er warnt mit Recht gegen den Gebrauch von Brech- und Abführmitteln. Wenn etwa bestehende Stuhlverstopfung nicht auf den Genuss von Früchten weicht, so räth er zu Tamar. und Cremor. tartar. Zum Schluss der Kur werden Martialia empfohlen. Auch das Heilverfahren der Complication mit Brustbeschwerden, Wassersucht erörtert R.

1776 J. Oduardo. D'una spec. partic. di scorbut. Venez. 1776.

In Belluno soll der Scorbut endemisch sein.

1777. Michaelis. Briefe aus Neujork. Richter's chirurg. Biblioth. B. IV. 1777. S. 135—137. 739.

Ueber den Nutzen des Carottenbreis und des Sprucebiers im Scorbut. Vertheidigt den unzweckmässigen Gebrauch der Vesicatorien im Scorbut, und schildert den Nachtheil, welchen Mercurialia bei der Complication der Lues mit Scorbut angewandt, nach sich ziehn.

Macbride. Nachrichten v. e. neuen Art d. Seescorb. zu behand. A. d. E. Leip. 1777.

Ueber den Malztrank.

1778. H. Callisen. Abhandl. über d. Mittel d. Seefahr. gesund zu erhalten. A. d. L. v. J. P. G. Pflug. Coppenh. 1778.

In Bezug auf die Prophylaxis bemerkenswerth.

Mertans. Philosoph. transact of the royal. soc. of Lond. V. LXVIII. P. 2. 1778.

Als vorzügliche Gelegenheitsursache sieht M. den häufigen Genuss von gesalzenem Fleisch an und empfiehlt als Heilmittel: Vegetabilien, zumal Sauerkraut.

Oft bemerkte M. in Russland, dass der gemeine Mann, trotz schlechter Wohnung und Unreinlichkeit, vom Scorbut befreit blieb und schreibt dies einzig und allein dem häufigen Genuss des Sauerkrauts, der rohen Zwiebeln, des Rettigs, der Heidelbeeren etc. nicht mit Unrecht zu. Als einst in Moscau im Findelhause das Uebel so um sich gegriffen hatte, dass die gewöhnlichen Mittel keine Hülfe schaften, so liess M. die obigen Mittel in grossen Quantitäten geniessen worauf bald Besserung folgte.

J. G. Hempel. Eigene Erfahrung u. Wahrnehm. v. Scharb. Coppenh. u. Leipz. 1778.

1779. Hell. Zucker als Präservativ geg. d. Scorbut. Leipz. 1779.

1780. Poisonnier Desperrieres. Trait. des malad. des gens de mer. T. II. 2-e Ed. 1780.

Beweise über Nichtansteckung des Scorbuts.

1781. N. Hulme. Heilart. d. Steins u. d. Scorbuts. A. d. E. Wien. 1781.

Empfehlung des kohlensauren Gases gegen den Scorbut, entwickelt durch Kali carbonicum und Acidum sulphuricum.

Th. Kirkland. Abhandl. f. p. A. B. XI. S. 714.

Ueber den Mercurialscorbut.

1782. Ch. L. Hoffmann. Scharbock etc. Münster 1782.

Als vorzügliches Heilmittel Rad. Calam. aromat. empfohlen.

J. Ch. A. Theden. Bemerk. und Erfahr. Th. 1. S. 166. Berl. 1782.

Beim örtlichen Mundscorbut erfolgte auf die Anwendung von Acid. sulph. dilut. cum Mel. rosar. die Heilung.

Fr. Milmann. An inquiry into the scurvy from whence the symptoma of the scurvy etc. Lond. 1782.

Kramer diss. epist. de scorbut. etc. pertinent ad ann. 1 20, in ea enim scorbut. describitur, qui ann. 1720. in Dacia ripensi grassatus est. in Crell. Samml. B. III. S. 184. f. Berlin 1782.

1783. Th. Garnett. Samml. auserl. Abhandl. f. p. A. B. VIII. St. 4.

Eine Krankengeschichte, wo zuletzt die Zufälle auf die Anwendung des mit Aqua oxymuriatica gesättigten Alcali vegetabile verschwanden. Täglich wurden 3—6 Gran 4 Mal mit Wasser verbraucht.

Onomatologia medico-pract. V. IV. Norimb. 1783 — 1786.

V. III. p 21. Wird der Vorschlag gemacht, Ziegen mit antiscorbutischen Kräutern zu füttern und die Milch als Heilmittel zu benutzen.

J. B. Forster. Bemerk. auf einer Reise um die Welt. Berl. 1783. S. 531.

Ueber den Nutzen des Malztranks und des Sauerkrauts nebst Bemerkungen über die Gelegenheitsursachen.

Lombard. Diss. sur l'import. d'evacuans d. l. cure de playes recent etc. Suivie d'observat. raison. s. l. complicat du virus vener et scorbut. Strassburg. 1783.

J. Hunczovski. Medic. chirurg. Bemerk. auf einer Reise durch England etc. Wien. 1783.

Behandlungsweise des Scorbuts in den Hospitälern zu Bordeaux, Brest und Portsmuth. Im letztern verschaffte man den Kranken so viel wie möglich reine Luft, und verordnete innerlich Electuarium acidum (zusammengesetzt aus Electuar. leneliv. Ph. L. Conserv. absynth. und Acid. sulphur.) und äusserlich Waschungen und Umschläge der Ecchymosen und der Purpura scorbutica mit erwärmtem Essig. Auch soll die äusserliche Anwendung des Malztrankes gute Dienste geleistet haben. Viele Kranke (wahrscheinlich nur leicht befallen) genasen, einzig und allein beim Verbrauch grüner Gemüse und beim Genuss von reiner, frischer Luft. Im Hospital von Brest, das schlecht eingerichtet war, benutzte man vorzüglich Rumex acetosum, oder auch Succ. citri vel aurant. in Form von Limonade, oder Punsch. Einen andern Trank, den man vorzüglich bei scorbutischen Lungendefecten rühmte, bereitete man auf folgende Weise: 2 Pf. Tannenholz und 2 Pf. Honig liess man mit 30 Maas Wasser ½ Stunde kochen und 2—3 Pf. täglich davon verbrauchen. Zu

Bordeaux behandelte man mit China und geschabten Kartoffeln.

1786. Th. Trotter. Observ. on the scurvy. Edinb. 1786.

Abhandlungen d. Schwedisch. Academ. für d. Jahr 1785. B. VI. Leipz. 1786.

Faxe über den Scorbut auf der Schwedischen Flotte in den Jahren 1774—1783.

H. Bacheracht. Pract. Abhandl. über d. Scharb. Petersb. 1786.

1787. Duncan. Med. comment. etc. 1787—1790. V. V. 2—4.

Bemerkungen über Bacheracht's Schrift und Blane's Krankheiten der Seeleute.

H. Bacheracht. Phys. diätet. Anleit. die Gesundh. der Seeleute zu erhalten. Petersb. 1787. Französisch. Reval. 1787.

Prophylaxis nach Lind's, Rouppe's, Monro's etc. Erfahrungen für die Russ. Marine entworfen.

Solenander. Consil. medic. L. V. p. 501.

D. Spedicati. Theoret. practisch. Beurtheil. d. Scorb. A. d. J. Petersb. 1787.

Das Uebel soll als Folge von Schlaffheit der festen Theile und der allmäligen Verminderung der Ausdünstung, bewirkt durch kalte feuchte Luft entstehn, wozu die Schiffskost nur bedingungsweise mitwirke. Auch finden wir Belege für die nachtheilige Wirkung der Vesicatorien bei Scorbutischen. Ausserdem enthält die Schrift nichts Bemerkenswerthes.

Th. Trotter. Abhandl. über d. Scharbock A. d. E. v. Michaelis. Leipz. 1787. Vergl. Journ. d. Erfind. etc. Gotha 1793. B. I. St. 3. S. 35.

Die Schrift steht zwar auch der von Lind nach, enthält jedoch manches Beachtenswerthe, untern andern auch kritische Bemerkungen der Ansichten über die Ursachen.

1788. G. Blane. Beobachtung über d. Krankheit. d. Seeleut. A. d. E. Marb. 1788.

Die Betrachtungen über den Scorbut selbst sind kurz, dagegen findet man den einzelnen Abschnitten der Schrift umfassendere Bemerkungen über die Ursachen und die Prophylaxis einverleibt.

J. Marsowsky. D. de scorbut. in M. Stollii diss. med. ad morb. chron. spect. ed. Eyerel. V. 1. Vindob. 1788. p. 24—72.

Dė l'Humeau. Journ. de méd. chir. etc. Avril. Juin. 1788. T. LXXV.

Ueber eine besondere scorbutische Affection.

Marcq. Am angeführten Ort.

Geschichte einer Phthisis, zu der sich Scorbut gesellte, welcher durch frisch ausgepressten Saft der Kressen, binnen 3½ Monat beseitigt wurde.

Guthrie et Brown. Duncan a. O. V. III. 1788.

G. erwähnt, dass bei dem gemeinen Manne in Russland, in Folge des Climas und der ungesunden Lebensart, der Landscorbut sehr häufig und in so hohem Grade vorkomme als zur See; und dass auch wieder in seiner Lebensart, nämlich im häufigen Genuss des Kohls, der Gurken, der Zwiebeln etc., der Grund zu suchen sei, warum das Uebel nicht allgemeiner um sich greife. Im Winter 1785, wo der Scorbut ungemein häufig vorkam, fand, in Folge von Misswachs, grosse Theuerung der genannten Gemüse statt.

B. bemerkt: dass Trägheit und Faulheit, so wie Schwäche nicht immer als Ursache, sondern eben so auch als Symptome des Scorbuts zu betrachten sind. Die Meinung aber: dass der Puls bei Scorbutischen in der Regel lebhaft, ja sehr oft kräftig gefunden werde, muss als durchaus falsch angesehen werden. Auch macht B. auf die Complication mit Brustentzündungen aufmerksam und zeigt den Nutzen kleiner Aderlässe bei den intensiv verlaufenden an. Als häufig vorkommende Erscheinungen nennt er: Blutungen aus der Nase und Ophthalmia scorbutica. Scorbutische Geschwüre sah er aus Ecchymosen entstehn. Sie erhoben sich nämlich, nachdem sie einen grösseren Umfang erreicht hatten, in Gestalt von Blasen, gefüllt von einer dunkelrothen Flüssigkeit, unter welchen sich, nach dem Oeffnen, ein sinuöses Geschwür fand.

W. Cullen. Medicin Nosolog. A. d. E. B I. S. 385. Leipz. 1788.

1789. W. Cullen. Anfangsgr. d. pract. Arzneiwissensch. A. d. E. 2-te Ausg. B. IV. S. 420—467. Leipz. 1789.

C. theilt die Erscheinungen in drei Grade. Verwirft die Ansteckung. Betrachtet den Genuss des Salzfleisches als wesentliche Gelegenheitsursache (indem er dasselbe als in Fäulniss begriffen ansieht) und frische Vegetabilien als bestes Prophylacticum. Giebt aber doch auch den Einfluss der Kälte und Nässe, der Schwäche und der vernachlässigten Hautcultur zur Erzeugung des Uebels zu. Das Wesen sucht er: in einer Auflösung der Säfte und die beste Heilkraft in Vegetabilien. In den Anmerkungen des Uebersetzers findet man Mancherlei über die Prophylaxis und über einzelne therapeutische Mittel.

Leeder. Duncan a. O. Vol. III. Edinb. 1789.

Krankheitsgeschichte eines entwickelten Landscorbuts mit denselben Symptomen, wie sie der Seescorbut liefert. Die Ursachen waren: unreine Luft, sitzende Lebensweise und schlechte Nahrung bei schwächlicher Constitution. Als nächste Heilindication soll man die Wiederherstellung der Hautausdünstung betrachten und dann den gesunkenen Ton wieder heben. Ersteres durch Antimonium mit

Opium, letzteres durch Elix. acid. Haller mit bittern Mitteln.

Terras. Journ. de méd. et chir. etc. Aout. T. LXXX. 1789.

T. rühmt bei Complication des Scorbuts mit Lues den Sublimat in Verbindung mit Cort. chin. und Stip. Dalcamar.; allein weder ist diese Verbindung rationell, noch auch die Anwendung des Sublimat überhaupt zulässig.

S. G. Vogel. Handbuch d. p. Arzneik. 2-te Aufl. Stendal. 1789. Th. II. S. 140.

Complication des Scorbuts mit Rheumatismus.

1790. Th. Fowler. Duncan a. O. V. IV. Edinb. 1790.

Eine Krankheitsgeschichte von scorbutischer Blutung durch Stuhl und Harn, welche durch Alumen, Gum. Dracon. und Decoct. cort. Chin. mit Elix. acid. Halleri gehoben wurde.

F. Thomson. An essay on the scurvy. Lond. 1790.

1791. D. F. V. Guldner. Beobachtung. über die Krätze etc. Prag. 1791.

G. macht darauf aufmerksam, dass bei vielen Schriftstellern, wo von Scabies scorbutica die Rede ist, nur die häufig als Symptom des Scorbuts vorkommende Gänsehaut gemeint ist. Da aber auch die Scabies neben der letztern vorkommen kann und beide einige Aehnlichkeit haben, so muss man bei der Diagnose sorgfältig verfahren. G. will übrigens niemals bemerkt haben, dass beide einen Einfluss (?) auf einander ausüben.

Guthrie. Journ. de med. chir. etc. Juelet. 1791.

Ueber die Wirkung eines kalten Climas auf den Scorbut.

Lowitz. Auswahl ökonom. Abhandl. etc. B. II. S. 217. Petersb. 1791.

Trinkbarmachung des verdorbenen Wassers.

F. Schraud. Abhandl. von d. Verbind. d. Lustseuch. mit d. Scorb. Wien 1791.

Buchhave. Acta medic. Hafniens. V. III. Hfn. 1791.

Ein Fall von fieberhaftem Scorbut bei einem 7-jährigen Knaben nach überstandenem Scharlach. Mir scheint jedoch das Uebel keineswegs Scorbut gewesen zu sein.

1792. Th. Trotter. Observ. on the scurvy, with a review of the opinions lately advanced on that disease and a new theory defended on the approved method of cure, and the induction of pneumatic chemistry. Lond. 1792.

Soll die 2-te Aufl. der 1786 erschienenen Schrift sein; allein sie unterscheidet sich durch die gänzliche Verschiedenheit der aufgestellten Theorie und durch die Anpassung an das antiphlogistische und Brownsche System gänzlich von derselben.

1793. G. Musgrave. De arthrit. scorbut, in arthr sympt. Oxon 1793.

1794. Th. Beddoes. Medic. Schrift. A. d. E B. I. Leipz. 1794.

S. H. Jackson. Dermapathologie etc. über die Theorie vom Scorbut in besonderer Absicht die Eichenrinde gegen die Krankheit zu empfehlen. A. d. E. Erf. 1794.

1795. F. Milmann. Untersuch. über d. Ursprung, d. Sympt. d. Scorbuts etc. A. d. E. v. H. W. Lindemann. Berlin 1795.

1796. C. G. Th. Kortum. Beiträge zur pract. Arzneiwissensch. Götting. 1796. S. 39. 69. 101.

Ueber den Scorbut zu Stollberg bei Aachen. Als das beste Prophylacticnm empfiehlt K. die Milch, sobald sie nur vertragen wird.

1797. Aasheim. De scorbut. secund. accurat. theor. med. phys. explicand. Hfn. 1797.

Hartenkeil. Medicin. chir. Zeit. 1797. B. III. S. 319.

Hales u. J. Ventura. Abhandl. d. Schwedisch. Academ. B. XXVIII.

Mittel zur Luftreinigung auf Schiffen.

F. Oloff. D. de scorbut. et necros. Lemb. 1797.

Th. Trotter. Medicin. nautic., an ess. on diseas. of seam. V. II. Lond. 1797 A. d. E. v. E. Werner. Erf. 1798.

Ueber den Skorbut auf der Englischen Flotte in den Jahren 1794 und 1795.

J. G. Leidentrost. Opuscula physico-chem. et medic. V. II. De cancro scorbutico, ejusq. differentiis a cancero carcinomatoso Duisb. 1797.

J. Clark. Beobachtung. über d. Krankh. auf langen Reisen nach heissen Climat. etc. 2-te Ausg. A. d. E. Koppenh. u. Leipz. 1798. Abth. I. C. I. Abth. II. Abschn. I. C. I. Abschn. 2. C. 6. und Anhang.

Beschreibung des Scorbuts auf dem Schiffe Talbot, von 240 Mann Besatzung, während einer Reise von England nach Bengalen und zurück nach England. C. betrachtet den Scorbut als dasjenige Uebel, welches am häufigsten zur See nach Kälte und Nässe entsteht. Selten oder niemals soll er früher erscheinen (?), als bis die Schiffe auf der stürmischen Höhe des Vorgebürges der guten Hoffnuug gelangt sind. Wirksamer, als der Malztrank, erwies sich Citronen- und Pommeranzensaft verbunden mit China, Wein und Gewürzen; und C. behauptet sogar: dass wo von guter Wirkung des erstern die Rede ist, diese den gleichzeitig gebrauchten Mitteln zuzuschreiben sei. C. schlägt, als die zweckmässigste Diät, in kalten Climaten die vegetabilisch animalische, in heissen dagegen, die vegetabilische für sich allein vor; allein dies dürfte doch wohl nur dann der Fall sein, wenn man mit der letztern den Genuss des Weins verbindet, da eine vegetabilische

Diät für sich allein, als zu bland, leicht Fieber und Ruhr herbeiführt. Als Prophylacticum empfiehlt C. den Thee zum Frühstück mit Citronen- oder Pommeranzensaft und Branntwein vermischt. Wofür der Umstand spricht, dass die von China kommenden Schiffe nur selten vom Scorbut heimgesucht werden. C. hat auch lesenswerthe Krankheitsgeschichten beigefügt.

1799. J. Th. K... Entw. von d. Entsteh. etc. alter Geschwüre etc. Leipzig 1799.

Zur Heilung der scorbutischen Geschwüre soll die stärkende Heilmethode verbunden mit Acid. miner. und vegetal., frischer Luft, Bewegung etc.; aber niemals Mercur in Anwendung gebracht werden.

A. Portal. Beobacht. über d. Natur etc. d. Lungensucht. A. d. F. v. G. F. Mührg. B. I. Absch. 9. Hannov. 1799.

Ueber den schädlichen Einfluss der Seereisen bei Phthisis scorbutica. Uebrigens ist die sogenannte scorbutische Schwindsucht Portals nur als eine Complication der ersteren mit dem Scorbut und dadurch herbeigeführten rapideren Verlaufe zu betrachten.

1800. Davis. Phys. med Journ. April. 1800. p. 270.

Ein Fall von fieberlosen Petechien, der nach den Erscheinungen zu urtheilen zum Scorbut zu zählen ist.

1801. Journal, phys. medicin. nach Bradley und Willich. von Kühn. Febr. 1801.

Ueber das Trinkbarerhalten und Trinkbarmachen des Wassers auf langen Seereisen.

T. Trotter. Ueber den Gebrauch der Citronensäure im Scharbock. Physic. med. Journ. Dec. 1801. No. 3.

1802. J. D. Herhold. Uebersicht der verschied. mechan. und chem. Mittel zur Reinigung der Luft. A. d. V. v. Tode. Koppenh. 1802.

Humb. Millioz. Essai sur le Scorb., qui a regné à Alexandrie en Egypte en 1801. Paris 1803.

C. D. Balme. Observat. et reflex. sur le scorb. et après celui qui a régné parmi les troupes françaises, formant la garnison d'Alexandrie, pendent le blocus et le siège de cette ville en 1801. Montp. 1803.

1804. E. Horn. Medicin. Chirurg. B. 1. A. 3. L. 29. Leipz. 1804.

Behandlung der scorbutischen Geschwüre.

Keraudren. Reflexions sommaires sur le scorbut. 1804.

1805. F. v. Schraud. Nachricht. v. Scharb. in Ungarn 1803 etc. Wien 1805.

Beschreibung des Scorbuts im Temescher und Werschezer Kreise. Als Heilmittel benutzte man Semen Sinapeos mit Wein und Bier; äusserlich bei den Mundaffectionen Infus. hb. Salviae mit Acid. murial., Alumen, Tinctur. myrrh. und Honig; ferner Waschungen der Glieder mit warmem Essig. Auch innerlich angewandt leistete Acid. mur. gute Dienste. Sch. betrachtet eine gesunde zweckmässig gewählte Diät mit Recht als den wesentlichen Theil der Cur. Die Krankheitserscheinungen waren die gewöhnlichen, auch kamen keine Rückfälle vor. Die nächste Veränderung beim Scorbut trifft den Cruor und den Faserstoff-Bestandtheil des Blutes unter allmäliger Auflosung desselben, wodurch Sch. auch die verschiedenen Krankheitserscheinungen zu erklären sucht. Als Complicationen erwähnt er, in Folge einer allgemeinen catarrhalischen Krankheitsconstitution, Durchfälle; Lungenentzündungen; Wassersucht etc. Als besonders wohlthätiges Agens sieht Sch. die Sonnenwärme an. Als ursächliche

Momente führt er an: schlechte schwere Nahrung; Mangel; ungesunde Wohnungen und vieles Fasten (238 Tage im Jahr).

Bemerkenswerth sind die Mittheilungen: dass bei scorbutischen Schwangern kein Abortus erfolgte, sondern die Frucht ausgetragen und übrigens gesund geboren wurde. Ferner, dass Säuglinge von scorbutischen Müttern genährt, nicht scorbutisch wurden, sondern meist gesund blieben.

1807. H. Wolter. Quaed. observ. de nat. et usu plant. acrium in scorbut. util. Gron 1807.

1808. L. F. B. Lentin. Beiträge zur aus üb. Arzneiw. Supplementb. v. H. Sachse. Leipz. 1808. S. 363.

L. betrachtet sowohl den Scorbut als die Lues als die gewöhnlichen Ursachen für Herpes; allein wenn gleich nicht geläugnet werden kann, dass bei dem Scorbut Ausschläge vorkommen, so kann dennoch derselbe nicht als Ursache der Flechten angesehen werden, ohne allen rationellen Haltpunkt für die Behandlung aus den Augen zu verlieren.

1812. Krusenstern. Reise um die Welt. St. Petersb. 1812. 3 Th. S. 184—232.

C. Espenberg liefert bemerkenswerthe Mittheilungen in Bezug auf den Scorbut.

1813. J. D. Larrey. Medicin. chir. Denkwürdigk. A. d. f. Leipz. 1813. S. 8—10. 263—75.

Bemerkungen über den Scorbut an der Küste von Neufundland und unter der französischen Armee in Egypten. Die Krankheitserscheinungen waren die gewöhnlichen, nur blieben bei den Kranken in Neufundland die Extremitäten verschont und die Erscheinungen beschränkten sich auf den Mund und die Brust. L. nimmt einen acuten und einen chronischen Scorbut mit drei Stadien an. Als Ursachen führt er an: Mangel an frischer animalischer und vegetabilischer Nahrung; schwere, gesalzene und unverdauliche Kost; Cisternenwasser und feuchte Luft. Die Ansteckung bestreitet er. Die Cur beginnt L. im ersten Stadium mit einem Brechmittel, worauf er zwei Abführungen folgen lässt; dann aber verordnet er Decoct. Tamarindor. mit Melass. versüsst; mit Zuckeressig versetzte Klystiere, 1—2 Tassen Kaffe am Morgen; leichte Nahrung, Wein und Körperbewegung. Beim vorgeschrittenen Uebel ward dem Decoct. Tamar. am Abend Campher und Extr. opii aquos. zugesetzt; am Morgen aber Infus. cort. chin. spirituos. (mit schwachem Rum bereitet) gegeben. Als gewöhnliches Getränk erhielten die Kranken Oxycrat, oder Tamarindenwasser. Sobald das Uebel das letzte Stadium erreichte, so verstärkte L. die Gaben der China, des Camphers und des Opiums. Auch findet man Bemerkungen über die Behandlung der Geschwüre und über die nachtheilige Wirkung der Vesicatorien bei Scorbutischen.

F. Schnurrer. Geograph. Nosologie. Stuttg. 1813. S. 439—448.

Vergleichung der Radesyge, des Mal de Rosa und des Pellagra mit dem Scorbut. S. 518—542. Bemerkungen über den Scorbut selbst. Der Scorbut hat in so fern Aehnlichkeit mit dem Aussatz, dass auch bei ihm die beträchtlichsten Veränderungen im materiellen Theil des Körpers vor sich gehn können, ohne dass die Geistesthätigkeit wesentlich dabei leidet und dass, wenn die Krankheitsursachen fortdauern, der pathologische Process, ohne alle Reaction von Seiten der Naturheilkraft, fortschreitet. Vom Aussatz und allen übrigen Krankheiten zeichnet sich der Scorbut dadurch aus, dass alle Individuen, welche sich unter den geeigneten Umständen befinden, das Uebel fast auf gleiche Weise bekommen und auch eben so, nach abgeänderten äusseren Verhältnissen, wieder genesen. Die nächste Ursache soll nicht sowohl Auflösung und Hydrogenisation der Blutmasse, sondern vielmehr eine einseitige Oxydation derselben sein, so dass es minder frei und gleichförmig das Gehirnleben und die Thätigkeit der willkührlichen Muskeln anfachen kann. Als Beleg für dieses (das Unrichtige wird später erörtert werden) hat Sch. einseitig die Beschaffenheit des Blutes im ersten Stadium ohne eigene Anschauung angeführt. In Bezug auf Gelegenheitsursachen, Symptome und Therapie liefert er bereits Bekanntes.

1815. Schillito. London. Reposit. IV. Decemb. No. 2. 1815. Med. chir. Zeit. B. II. S. 325. B. IV. S. 347. 1816.

Warnung gegen die Anwendung des Sal Acetosellae, da dasselbe, mehr als die andern Säuren, die Verdauungsorgane angreift und selbst Vergiftungszufälle erregen kann.

Thomson. London. Reposit. V. III. No. 7. 1815.

Erörterung des eben angegebenen.

1816. F. Holst. Commentat. de Acid. nitric. usu med. Christian. 1816.

Ueber den Nutzen der Salpetersäure bei Complication des Scorbut mit Lues.

Joh. Demschick. D. de scorbuto. Landshut. 1816.

1817. R. W. Bamfield. A pract. treat. on the trop. a scorbut. dysenter. etc. Lond. 1817. 1819.

Ueber den Nutzen eines aus gegohrenem Zucker bereiteten säuerlichen Getränks im Scorbut.

F. Jahn. Chronische Krankh. v. H. A. Erhard. B. II. S. 297—336. 1817.

Ziemlich ausführliche Betrachtung über den Scorbut.

F. Buchholz. Medic. topograph. Nachricht. aus d. Olonezischen Gouvernem. Russ. Samml. 2-r B. H. 2 S. 227. 1817.

B. führt den Scorbut unter den endemisch vorkommenden Krankheiten auf und erwähnt zugleich, dass er häufig im Olonetzischen mit tödtlich ablaufender Wassersucht verbunden vorkomme.

L. Vogel. Die Heilk. d. venerischen Krankheit. Gotha 1817.

Die Syphilis soll eine Vermischung des Scorbutes mit der Lepra sein, daher sie auch mit den gegen beide Krankheiten empfohlenen Mitteln (Metalle und Lign. Guajaci) zu behandeln sei. Uebrigens hat diese Meinung nur wenig Anklang gefunden.

1819. Balme. Trait. hist. et practiq. du scorb. chez l'hom. et l'anim. Lyon 1819.

H. v. Martius. Abhandl. v. d. krimmschen Krankheit etc. Freib. 1819.

S. 68 erwähnt M., dass die Complication mit Scorbut die häufigste sei; allein die Frage, ob die krimmsche Krankheit nicht der höchste Grad des Scorbuts sei, ist dahin zu deuten, dass durch das erstere Uebel das letztere in der Entwickelung bedeutend begünstigt wird.

1822. J. R. Köchlin. Medic. chir. Zeit. B. II. S. 400—432. 1822.

K. empfiehlt als Heilmittel im Scorbut Salze und Salpetersäure.

J. M. Mac-Carthy. D. sistens scorb. theor. etc. Vindob. 1822.

R. Sichting. Diss scorb. aethiolog. sistens. Halae 1822.

Unbedeutend.

1823. E. A. G. Himly. Diss. Cachex. et Cacochym. Götting 1823.

H. handelt zwar auch die nächste Ursache des Scorbuts ab, ohne jedoch eine besondere Ansicht darüber auszusprechen.

C. L. Moritz. Specimen topograph. medic. Dorpatens. Dorpat. 1823.

S. 63 sagt M., dass der Scorbut im Frühjahr beim Nachlass der Winterkälte in den Hütten der Armen herrsche und durch das Zusammenwirken mehrer ursächlichen Momente, vorzüglich aber durch unreine Luft bei heissen Wohnzimmern und durch den Genuss von gesalzenen Fischen hervorgerufen werde. Selten überschreitet er den ersten Grad, kommt aber häufig mit andern Uebeln z. B. der Lues complicirt vor.

1824. Ѳ. Гейротъ. Военно-Медицинскій Журн. Ч. IV. No. 2. 3 Ч. V. No. 1. Санктпетерб. 1824. 1825.

Liefert eine ausführliche Beschreibung des Uebels, wobei er vorzüglich Lind etc. benutzt hat.

v. Wedekind. Hufeland's Journal. B. LVIII. St. 1. 1824.

Zieht den Sublimat in Pillenform allen andern Präparaten vor, da er antiseptisch(?) wirke; sobald aber der Athem übelriechend wird, so räth er den Gebrauch des Mercur auszusetzen, indem er das Mercurialfieber als den Anfang des venerischen Scorbuts betrachtet.

Mere Latham. An account of the disease lately prevalent at the general penitentary. Lond. 1825.

Ueber den 1823 und 1824 epidemisch verlaufenen Scorbut.

1826. E. Gölle. D. scorb. theor., sympt., aetiol. et therap. Dorp. 1826.

1827. L. A. Struve. Erkenntn. u. Cur acut. und chron. Krankh. S. 408. Dorp. 1827.

Mercurialscorbut.

J. Ch. Dressler. D. de diagnosi affectionum cutanearum scorbuticarum. Dorp. 1827. 8.

1828. C. A. W. Behrends. Vorlesung. über p. A. v. C. Sundlin. B. V. S. 179—94. Berl. 1828.

H. J. Leithann. Adumbratio medico-topogr. urbis Rigue. Dorp. 1828.

Enthält nur in der allgemeinen Krankheitstabelle S. 68 die Angaben der binnen 5 Jahren von den

Aerzten in Riga behandelten Scorbutischen und aus dieser Angabe scheint hervorzugehn, dass die in den Hospitälern behandelten nicht mit aufgeführt sind.

R. Richter. Versuch. e. medicin. Topograph. von Archangelsk. Dorp. 1828.

Nachdem R. S. 119—121 die Annahme: als sei die Kälte die vorzüglichste Gelegenheitsursache, zu widerlegen sucht, (übrigens wurde dies nicht so allgemein angenommen, als R. ausgesprochen hat) behauptet er S. 121, dass die Haupturşache des zu Archangelsk unter den untern Volksklassen endemisch vorkommenden Scorbuts, im Allgemeinen weder im Clima, noch in der Kälte, sondern im häufigen Genuss von gesalzenen Fischen, bei durch Alter und Krankheiten geschwächter Constitution liege. Allein R. hat die ursächlichen Momente sowohl im Allgemeinen, als auch in Bezug auf Archangelsk zu einseitig aufgefasst. S. 135 bemerkt R. kurz: dass er dann und wann die Complication des Scorbuts mit der Lues beobachtet habe. S. 149 finden sich 2 Krankheitstabellen, aus welchen ich hier die für den Scorbut angegebenen Zahlen beifüge, wo sich ein Deficit der Aufgenommenen zu den Geheilten von 17 herausstellt.

1822.

	Aufgen.	Genes.	Gest.
Im Seehospitale . . .	496	463	24.
Im Landhospitale. . .	561	523	26.
	1057	986	50.

1823.

	Aufgen	Genes.	Gest
Im Seehospitale . . .	46	46	2.
Im Landhospitale . . .	57	65	2.
	103	111	4.

1824.

	Aufgen.	Genes	Gest.
Im Seehospitale . . .	66	59	1.
Im Landhospitale . . .	19	19	—.
	85	78	1.

1825.

	Aufgen.	Genes	Gest.
Im Seehospitale . . .	614	609	6.
Im Landhospitale . . .	270	261	6.
	884	870	12.

1826.

	Aufgen.	Genes.	Gest.
Im Seehospitale . . .	180	180	—.
Im Landhospitale . . .	22	21	1.
	202	201	1.

1830. J. Belard. D. de morb. quem Radesyge nominant. Berol. 1830,

Vergleichung der Radesyge mit dem Scorbut.

1832. Neumann. Schnelle und sichere Heilart scorbutisch. Krankheit. Hufeland's Journ. d. p. H. Febr. 1832.

Nach N. soll der Scorbut durch Ansteckung und freiwillig entstehn und die nächste Ursache in einem eigenthümlichen scorbutischen Gift liegen. Bei dem durch Ansteckung erzeugten Scorbut soll der Kranke zunächst im Munde ein eigenthümliches Brennen bemerken, worauf das Zahnfleisch anschwelle und an den Armen blaue Flecke erschienen; auch seien die letztern viel kraftloser und in der Achselgrube fühlten sie Schmerzen ohne Anschwellung der Drüsen und es gesellten sich schneller Durchfälle dazu. Ebenso behauptet N, dass jeder Arzt, der in ein Lazareth von Scorbutischen komme, davon ergriffen werde. Von allen diesen ist uns nichts bekannt worden, obgleich wir häufig unter Hunderten vom Scorbutbefallenen verweilten. Ebenso ist auch unsere Zunge nicht so fein wie N's Zunge organisirt, um wie er das Gift durch den Geschmack wahrnehmen zu können, (wenn es nämlich überhaupt irgend wo anders als in N's Kopf existirt,) auch schwoll uns das Zahnfleisch nicht auf und unsere Extremitäten blieben auch frei von Flecken. Mit Unrecht verwirft N. die Acida mineral. et vegetabil. und rühmt die Bierhefen als specifisches Heilmittel.

1833. Kleinstein. Med. Jahrb. d. K. K. öster. St. B. XIII. St. 2. 1833.

Eine Krankheitsgeschichte, die zwar den Scorbut im letzten Stadium schildern soll, wohl aber eher den putriden Fiebern anzugehören scheint.

A. Kikin. D. de scorbuto. Mosq. 1833. 8.

1834. R. Krebel. Hecker's Annal. Octobr. 1834.

Rochoux. Dict. de Med. A. d. f. v. F. L. Meissner u. C. C. Schmidt. B. XI. Leipz. 1830—1834.

B. schreibt den Alten Kenntniss des Uebels zu und will, dass es bereits von Hippocrates und Plinius beschrieben worden sei. Die nächste Ursache liegt in beträchtlichen Mischungsveränderungen des Blutes, und bei der Entwickelung müsse den Witterungs- und climatischen Verhältnissen ein grosser Einfluss zuerkannt werden.

C. Forget. Medicine navale. Paris. 1834. T. II. p. 233—257.

1835. J. M. Föhr. D. de vin. Moselan. vi medicatr. in morb. scorb. Berol. 1835.

J. Hutchison. Transact. of the med. etc. of Calcutta. V. VII. Calcutta. 1835.

Beschreibung eines Falls von Landscorbut und Bemerkung dabei: dass der Palmwein wirksamer als vegetabilische Säuren sei.

O. G. A Rosenberger. D de scorb. Halae 1835.

J. M. Slaviero. D. de scorb. Patav. 1835.

T. W. G. v. Tilesius. Verhärtung des Zellgewebes beim Scorbut.

Horn's Archiv. Juni 1835.

Das Blut soll im Scorbut nicht aufgelöst sein und durch Ergiessung in das Zellgewebe die zuweilen vorkommende Verhärtung desselben, als Vorbote des Ausbruchs der vollkommenen Krankheit, bilden. Weder Seeluft, noch auch das Salz, sondern Mangel an frischer vegetabilischer Nahrung bedingen das Uebel.

Eisenmann. Vegetative Krankheiten. Erlang. 1835. S. 73. 227.

In dem von E. aufgestellten natürlichen System findet man den Scorbut als eine Krankheitsfamilie, Porophyra, mit 5 einzelnen Arten der Sippe Bracheosen, flüchtige Krankheiten, die er wieder zu der Ordnung Parablasten, Nebensprossen, zählt, aufgeführt. Unter den letztern begreift übrigens E. solche Krankheiten, die anatomische Veränderungen, durch abnorme Entwickelung des einen oder des andern organischen Gewebes, hervorbringen und flüssige Producte liefern, die sich different, ja selbst feindselig gegen den Organismus verhalten. Die einzelnen Arten des Scorbuts sind 1) Ophthalmoporophyra, Augenscorbut. 2) Stomaporophyra, Mundscorbut. 3) Gasteroenporophyra, Bauchscorbut. 4) Dermatoporophyra, Peliosis, Hautscorbut. 5) Pneumoporophyra, Lungenscorbut.

Wenn nun gleich im Allgemeinen E. sein natürliches System geistvoll entwickelt hat, und die einzelnen hier angeführten Arten des Scorbuts durch einzelne Fälle als scheinbar selbstständig nachzuweisen wären, so lassen sich doch wieder die Mehrzahl der einzelnen Krankheitsfälle und selbst die mit den Erscheinungen eines hervorstechenden Ergriffenseins der Schleimhaut des einen oder des andern Theils, welche E. als den Focus des Krankheitsprocesses ansieht, nicht so isoliren, dass man berechtigt wäre sie in die angeführten Arten einzureihen. Die verschiedenen Symptome, an welchen Theilen sie auch, mehr oder weniger sichtbar, erscheinen, sind nur der örtliche Reflex des eigenthümlich materiell veränderten Reproductionsprocesses etc. und nur in wenig einzelnen Fällen scheint derselbe ursprünglich ein örtlicher zu sein, oder sich auch nur deutlich an einer Stelle z. B. an der Conjunctiva, am Zahnfleische etc. auszusprechen und wenn dies der Fall ist, so geschieht es immer nur Anfangs und bei der weiteren Entwickelung des Uebels treten dann auch die Symptome an den übrigen Theilen hinzu. Was die Annahme eines örtlichen Scorbuts anlangt, so steht zwar dieselbe mit der Ansicht über das Wesen in Widerspruch; allein dennoch dürfte es sich mit Wahrscheinlichkeit nachweisen lassen: dass sich der Scorbut, wie andere Krankheiten auf ein örtliches Keimen, wenigstens Anfangs, beschränken kann; wenn nämlich durch besondere Disposition eines Theils z. B. der Haut des Zahnfleisches etc. das Capillargefässsystem und dessen Blut primär ergriffen wird, während der übrige Organismus hinlänglich zur Ausgleichung der nachtheiligen Einflüsse reagirt. Vielleicht entwickelt sich selbst in einzelnen Fällen die allgemeine Krankheit aus dem örtlichen Uebel, vermittelst der Fortdauer der Gelegenheitsursachen und durch Absorbtion des krankhaft veränderten Blutes.

1837. M. Marjolin. Cours de patholog. chirurgic. T. 1. Paris 1837.

Nach M. ist der Scorbut, wenigstens in einer

Epoche seiner Dauer, ein Morbus totius substantiae. Unter den Ursachen hebt M. das Heimweh hervor und erzählt: dass junge Soldaten aus der Bretagne, welche, so wie die Auvergnaten, am meisten zum Heimweh hinneigen, an Scorbut und Heimweh leidend, zu Wagen nach ihrer Heimath abreisten, unfähig ihre Glieder zu gebrauchen, (wohl nicht sehr genau zu nehmen) schon am dritten Tage ihre Reise zu Fuss fortsetzen konnten. M. nimmt drei Grade, oder Epochen der Krankheit an. 1) Störung des Gemeingefühls, Schwäche, schmutzige Blässe des Gesichts, Erweiterung der Pupillen und dicke belegte Zunge. 2) Auflockernde und übelriechende Absonderung der Schleimhaut des Mundes; aphthöse Geschwüre, Anschoppungen im Zellgewebe der untern Extremitäten, Extravasat unter der Haut und zwischen den Muskeln, und Geschwüre. Auch fand er bei Injection von Leichen: dass sich die Injectionsmasse reichlich in die Extravasationshölen ergoss. 3) Grosse Schwäche, Fieber (?), Hämorrhagien, Muthlosigkeit bis zur Verzweiflung mit Delirien verbunden; Tod durch Schwäche der Respiration und Anschoppung der Lungen.

C. Oernstrup. Bibliothek for Laeger Kjoebenh. 1837. No. 3.

Ueber die scorbutische Krankheitsconstitution und ihren Einfluss auf die unter derselben herrschenden Krankheiten. Der Scorbut soll in der Reihe der Epidemien eine bedeutende Stelle einnehman. Der Typhus im Heere des Act. Gallicus und die Krankheit des Römischen Heeres in Westphalen unter Germanicus hält er für Scorbut und behauptet zugleich: dass Hippocrates das Uebel gekannt habe.

Im 15-ten Jahrhundert entwickelte sich ungefähr gleichzeitig mit der Scorbutischen Constitution der Englische Schweiss, und die Fieber traten dann unter einen bösartigen asthenischen Character auf.

Auch das Petechialfieber und die Pest sollten aus der scorbutischen Constitution und Fieberepidemien hervorgegangen sein. (Warum nicht umgekehrt?) Bei entwickelter scorbutischer Constitution bezweifelt er den Uebergang zur Pest, da die letztere ein febriles Element habe. Ebenso schreibt er die fauligen Exantheme und Anginen auch fälschlich derselben Quelle zu.

Eisenmann. Wundfieber etc. Erlang. 1837 S. 108.

Der Genuss gesalzener Nahrungsmittel, die Kälte, die Feuchtigkeit und Mangel an Bewegung will E. nicht als Gelegenheitsursachen für den Scorbut gelten lassen, sondern nur als prädisponirende. Der Scorbut sei vielmehr das Geschöpf einer eigenen, der typhösen etwas verwandten, Luftconstitution, die sich über dem Meere und über gewissen Gegenden befinde, aber auch künstlich, durch das Zusammenleben vieler Menschen auf Schiffen, in Kerkern und belagerten Festungen erzeuge. Zuweilen sei sie, ohne prädisponirende Ursachen, hinreichend zur Erzeugung des Uebels. Der scorbutische Krankheitsprocess bestehe, ähnlich dem typhösen, in einer vegetativen Anomalie der Capillarität, auf die Blutzersetzung erst dann folge, wenn die Krankheit den adynamisch-putriden Character angenommen habe. Obgleich nun durch jene eine Vergiftung der allgemeinen Blutmasse bewirkt werde, so besitze dennoch das Uebel eine bestimmte Verlaufsstelle und zwar die Conjunctiva et Sclerotica oculi, die Schleimhaut des Mundes, des Rachens, der Respirationsorgane, des Magens und der dünnen Därme; wobei noch die äussere Haut in Mitleidenschaft gezogen werde. Uebrigens sei die Schleimhaut des Nahrungskanals, namentlich die des Magens und der dünnen Därme, in der Regel der vorherrschende Sitz der Krankheit; doch könne Anfangs das örtliche Leiden auf jeder der genannten Schleimhäute ausschliesslich, oder vorherrschend auftreten; sobald es aber den putriden Charakter angenommen habe, würden alle Schleimhäute mehr oder weniger ergriffen. Die so ergriffene Schleimhaut käme Anfangs in den Zustand der scorbutischen Congestion oder Stase, sie färbe sich dunkelblauroth und konne einige Zeit in diesen Zustand verharren. Allmälig komme es aber zur pathologischen Secretion, und da auch beim scorbutischen Process, wenigstens Anfangs, der sthenische, hypersthenische und asthenische Charakter vorkommen konne, so wären auch die krankhaften Aussonderungen verschieden, so beim sthenischen: eistoffigseros; bei dem sich den hypersthenischen nähernden: (wahre Hypersthenie zieht er doch in Zweifel) gerinnstoffig Pseudomembranen bildend; und beim asthenischen: viscos-gauchigt, wo alsdann immer der Tod folge. Als Zeichen der Krankheitsnarcose betrachtet er: das Schwächegefühl und die Gemüthsverstimmnng. Es soll auch zwei verschiedene Krankheitsprocesse mit gleichen Erscheinungen geben; nämlich den gewohnlichen Scorbut und eine scorbutische Krankheit unter den Negern Südamerikas; allein das Nähere der letzteren sei noch zu ergründen. Als bestes Heilmittel sei das Jod zu betrachten.

Fassen wir nun diese von E. aufgestellte Ansicht fest in das Auge, so hat ihm beim Niederschreiben derselben nicht die Erfahrung als Richtschnur gedient, sondern er hat das Bekannte ganz willkührlich nach seinem System geformt.

J. L. Schönlein. Allgem. u. spec. Pathol. und Therap. B. II. S 39—54. Herisau 1837.

Sch. zählt den Scorbut zu der Krankheitsfamilie der Cyanosen und zwar als zweite Gattung. Mit Unrecht tadelt er die Annahme von 3 Stadien, weil sich nämlich kein bestimmter Verlauf für alle Fälle nachweisen lasse; allein dem ist nicht so, und eben so wenig wie bei andern Krankheitsformen, wo man Stadien angenommen hat, dieselben zu verwerfen sind, weil ein einzelner Fall nicht vollkommen hineinzupassen ist, eben so wenig ist es auf den Scorbut anzuwenden. Unter den Ursachen finden wir die mit Wasser-, Jod- und Chlordämpfen überfüllte Atmosphäre aufgeführt, was aber davon zu halten ist, werden wir später sehen. Der Scorbut soll nur mit der Lues Combinationen eingehen und nur den Krankheiten, die sich zufällig mit ihm verbinden, einen bösartigen Charakter verleihen, worin diese aber eigentlich besteht, ist nicht gesagt und daher wollen wir sie in den scorbutischen Charakter setzen. Auch verläuft das Uebel nicht immer ohne Krisen, wie Sch. meint. Ebenso wenig erfolgt die Genesung nach wenigen Tagen auf die Ausschiffung bei Seescorbut und beim Landscorbut nicht immer sehr langsam und die Neigung zu Recidiven ist bei beiden gleich und nur in so fern ein Unterschied zu gestatten, als den Ursachen zur See ein grösserer Spielraum offen steht.

H. U. L. v. Roos. Erster med. Jahresber. v. Marienkrankenh. zu St. Petersburg v. Jahre 1836. Petersb. 1837.

Die Zahl der stationär und ambulant behandelten Scorbutischen belief sich auf 592, von welchen 426 genasen, 86 starben und 121 wegblieben. Das Uebel begann mit Anfang Juni und währte bis Mitte August und herrschte so ausgedehnt, als es R. 12 Jahre nicht beobachtet hatte. Auf 25 männliche Kranke kam nur 1 weibliches Individuum. Als Complicationen kamen Fieber, Entzündungen und chronische Brustleiden vor, die meist tödtlich abliefen, während selbst die höchsten Grade des reinen Scorbuts mit Genesung endigten. Spontane Blutungen erleichterten oft sehr (bei welcher Form ist nicht gesagt). Nach Probeaderlässen war dies nicht der Fall; allein auch bei den letztern sind die Umstände nicht angegeben, unter welchen sie gemacht wurden. Die Wirksamkeit der Mineral- und Pflanzensäuren in Verbindung mit aromatisch-bittern und adstringirenden Mitteln, frischer Nahrung und Luft, so wie von Reinlichkeit, wird durch R. bestätigt.

1838. H. U. L. v. Roos. Zweiter med. Jahresb. etc. Petersb. 1838. S. 78. 199–202.

Die Anzahl der stationär und ambulant behandelten Scorbutischen war 51, mit 40 Genesenen, 1 Todten u. 10 Ausgebliebenen. Die ersten Kranken kamen im März und die letzten Ende August vor. Als Complication in 4 Fällen zeigte sich Wassersucht. Die grösste Zahl der Kranken kam in dem Alter von 17—50 Jahren vor. Je zarter die Jugend und je höher das Alter, um so seltener soll nach R. das Uebel auftreten. Vom 60-sten Lebensjahre und unter den 12-ten Jahre beobachtete R. keinen Fall von Scorbut. Uebrigens enthält der Bericht nichts Bemerkenswerthes.

Keraudren. Annal. d'Hygiene publiq. No. 37. 1838.

Als Ursache betrachtet K. feuchte kalte Atmosphäre, als prädisponirende überhaupt alle schwächende Momente. Durch die in Folge der Feuchtigkeit unterdrückte Hautaussonderung wird das Blut in den Capillargefässen in seiner Mischung wesentlich verändert und dies alsdann auf die ganze Blutmasse übertragen. Wenn er aber sagt: die Untersuchung des Bluts von Scorbutischen habe nichts Besonderes nachgewiesen, so sind ihm die Erfahrungen darüber unbekannt geblieben.

J. J. Ott. De Scorbuto. Lugd. Batav. 1838.

Langheinrich. Scorbuti ratio historica. Berol. 1838.

Beachtenswerthe Schrift.

1839. Eisenmann. Krankheitsfamilie Typosis. Zürich 1839. S. 666. 667.

Der Land- und Seescorbut sollen ihrem Wesen nach verschiedene Krankheiten sein, wenn gleich die äussern Erscheinungen sehr ähnlich sind. (Früher betrachtete er beide als nicht verschieden.) Als Beweis führt er an: dass in manchen Gegenden des südlichen Amerikas und der unter den Ungarn herrschende Scorbut durch das Reisen zur See (!!!) gehoben werde. Allein bei E.'s Behauptung ist nur der kleine Umstand zu beachten, dass das Uebel, was er als Scorbut ansieht, gar nicht dieser Krankheit anheim fällt. Eben so wenig kann man mit E. darin einverstanden sein: dass der Morbus haemorrhagicus Werlhofii eine Art Landscorbut sei. Man berücksichtige nur die Verschiedenheit der allgemeinen Blutmasse bei beiden und das Unrichtige tritt sogleich hervor. Denn während bei dem Morb. h. W. das aus der Ader gelassene Blut eine natürliche Beschaffenheit hat, selbst wenn das durch Blutungen entleerte missfarbig und zersetzt erscheint, so findet man beim Scorbut in allen Theilen die Beschaffenheit der Blutmasse gleich. Ferner befällt der letztere nie so plötzlich als der erstere. Ferner sind Blutungen beim Scorbut immer sehr nachtheilig, während sie beim Morbus h. W. den Kranken nur wenig schwächen. Der Beweis: dass Roborantia, Tonica und Acida in beiden Formen wesentliche Heilmittel sind und folglich auch das Wesen ein gleiches sein müsse, kann unmöglich Gültigkeit haben, da man alsdann alle die Krankheiten hierher rechnen müsste, wo diese Mittel überhaupt Hülfe leisten.

Lond. medic. Gazet. V. XX. p. 906. 940. V. XXI. p. 160. 295. C. Ch. Schmidt's Jahrb. B. XXIII. S. 35—37.

Bericht Englischer Militärärzte über den Scorbut, welcher im Jahre 1836 im Capland herrschte, von J. M'Grigor mit Bemerkungen von Murray. Das Uebel brach 1836 unter den Truppen in der Provinz Adelaide aus, welche zur Vertreibung der eingefallenen Amakosekaffern verwendet wurden. Nach M. soll der Scorbut auf den Schiffen weniger durch den langen Gebrauch gesalzener Speise, als vielmehr durch den Mangel frischer Vegetabilien hervorgerufen werden. Auch habe man zur Erklärung der Entstehung nicht nur ein einzelnes Moment, sondern alle Umstände genau zu erwägen. Was aber die von M. angenommene Verwandschaft der melänischen und dyspeptischen Krankheiten mit dem Scorbut anlangt, so kann man derselben nicht beistimmen, eben so wenig auch darin: dass weniger eine tonische Behandlung angezeigt sei, als vielmehr eine solche, wie gegen subinflamatorische oder congestive Zustände der chylopoetischen Organe und zur Beseitigung der Magen und Leberstörungen angezeigt wäre, um die fehlerhafte Blutmischung zu verbessern.

Was nun die Mittheilungen von S. Bailey und D. Armstrong anlangt, die gleichsam als Belege für M. gelten sollen, so muss ich geradezu bezweifeln, dass sie Scorbutische vor sich hatten, sondern vielmehr -entzündliche Affektionen der Leber, Milz und Brustorgane, zu welchen sich nur zufällig oder in Folge der Behandlung das eine oder das andere Symptom des örtlichen Scorbuts, oder Morbus maculosus Werlhofii gesellt hatte. Die Behandlung von B. u. A. war nämlich strenge Diät, kleine Aderlässe, Calomel, Antimonialia und alle Morgen eine volle Dosis Magnesia sulphurica.

Ford entwickelt recht klar die ursächlichen Momente, welche das Uebel hervorriefen: nämlich die im Juni und Juli herrschende Kälte, bei welcher die Soldaten in schlechten Hütten ohne Feuer auf dem Erdboden schlafen mussten und zugleich nicht allein Mangel an Vegetabilien und gutem Brode litten, sondern auch durch Krankheiten und den übermässigen Genuss des Branntweins geschwächt waren. Alle welche bessere Wohnungen inne hatten und bessere Kost genossen, blieben verschont. Auch keine Spur von Contagiosität war aufzufinden. Warum das 75-ste Regiment, unter gleichen Verhältnissen, weit mehr litt als die andern Truppen, ist nicht zu ermitteln (Sollten nicht B u. A. vielleicht die Schuld tragen). Das Verschontbleiben der Caffern und Hottentotten bei dem 75-ten Regiment ist wohl darin zu suchen, dass sie mehr an die Einflüsse der Witterung gewöhnt waren, dass sie durch Jagen, Tanzen etc. die Spannkraft des Geistes und Körpers aufrecht hielten, dass sie Feuer unterhielten und dass sie durch Einsammeln von essbaren Wurzeln und Kräutern ihre Lage verbesserten. F. setzt das Wesen des Uebels in eine krankhafte Umänderung der Blutmasse und daraus entstehender Atonie der festen Theile. Die aufgezählten Erscheinungen sind die gewöhnlichen. Nutzen brachte eine tonische Behandlung bei nährender stärkender Diät. Wo Abführungen angezeigt waren, gebrauchte er Magnes. sulphuric. mit einem Aufguss von bitteren Kräutern, oder ein Brausetränkchen.

Morgan erwähnt solcher Erscheinungen, die auf Complication mit entzündlichen Leiden der Brust, namentlich auf Pericarditis, Pleuritis etc. exsudatoria hinweisen und wofür auch der von Malcolm beigefügte Sectionsbefund spricht.

Delmege sucht die Ansteckung durch zwei Fälle zu belegen, irrt jedoch offenbar.

Die Berichte der übrigen Aerzte stimmen im wesentlichen mit dem von Tod überein.

A. Schleifer. Medic. Jahrb. d. O. St. B. XIII. St. 1. 1839.

Einzelner Krankheitsfall. In Folge melancholischen Temperaments, träger Lebensweise, ungesunder Wohnung und schwerverdaulicher Nahrung, stellte sich Scorbut ein, später verbunden mit Gehirnaffectionen und der Tod erfolgte durch Darmlähmung und Entzündung. Der Gebrauch des Chinins mit Opium hat durchaus nachtheilig gewirkt.

G. Marcusson. D. de scorbut. Berol. 1839.

H. Haeser's hist. pathol. Unters. etc. B. I. Leipz. 1839.

Betrachtet den Scorbut als Volkskrankheit, hervorgegangen aus der Entwickelung des allgemeinen (typhösen) Krankheitscharakters zu seiner Zeit.

P. Mittel. Beknapte genees en heelkundige Verhandeling over den Scorbutus. Groening. 1839.

1839. Henderson. Edinb. med. and surg. Journ., Juli 1839.

Spricht von den Mischungsverhältnissen des Blutes bei Scorbutischen und welchen Einfluss sie auf Blutungen haben.

1840. Budd. Tweedies Library of Med., Practical Med. Vol. V. Lond. 1840. p. 58. f.

Geschichte und Behandlung des Scorbuts werden besonders hervorgehoben. Mangel an frischen Vegetabilien als die einzige Ursache angegeben und das frische Fleisch für sich allein als kein Prophylacticum betrachtet.

Tilesius. Brandis und Wackenroden's Archiv. f. Ph. B. XXIII.

Russische Volksmittel gegen den Scorbut.

J. F. C. Hecker. Milderung der Feldkrankheiten, in Medic. chirurg. Zeitung. Berlin. 1840. No. 8.

Der Scorbut soll ein steter Begleiter des Typhus gewesen sein; nicht zufällig, sondern als Ausdruck eines und desselben Grundleidens; allein nicht nur fremde, sondern auch eigene Beobachtungen lassen diese allgemein hingestellte Annahme nur beschränkt oder bedingungsweise gelten.

1841. C. Canstatt. Ueber antiscorbutische Mittel: Med. Corresp.-Bl. f. Bayer. A. 1841. No. 4. S. 60.

Die antiscorbutischen Kräuter, Wurzeln etc. wirken nach C. nicht sowohl durch besondere Eigenschaften, als durch die Menge rohen Pflanzensaftes, welchen sie enthalten. Im frischen Zustande heilen frische Gräser den Scorbut nicht minder, als Cochlear. Nasturt. Letztere zeichnen sich nur durch den grösseren Gehalt an frischen Pflanzensaft aus; so verhält es sich auch mit den Citronen, Pommeranzen, Sauerkraut, Kartoffeln etc. C.'s Meinung möchte wohl nur sehr leicht basirt sein; denn welchen Unterschied der grössere oder geringere Zukkergehalt, des scharfen Prinzips etc. in Bezug auf die Verdaulichkeit und Reproduction liefert, hat er ganz übersehn und wohl diese Meinung ohne direcktgemachte Erfahrung niedergeschrieben.

Braun. Ebendas. No. 6. S. 10.

B. wirft die Frage auf: auf welche Weise die mineralischen und vegetabilischen Säuren ihre antiscorbutische Wirkung äussern; und erwähnt dabei mehrere sich widersprechende Ansichten. Nach Oken soll nämlich durch die Nahrungsmittel so viel wie gar kein Sauerstoff zugeführt werden. Nach Schill wirken der Citronensaft und die übrigen Pflanzensäfte dadurch wohlthätig: dass sie dem Blute keinen Stickstoff, dagegen viel Sauerstoff in einer organischen Verbindung zuführen, die Plasticität des Blutes vermehren, die Ernährung befördern, also dem Blute Kohlenstoff entziehn und so der Venosität entgegenwirken. Nach Geigel kann die Thätigkeit der Gangliennerven dadurch erhöht werden, dass in das Blut solche Stoffe gefördert werden, die vorzüglich belebend auf das Gangliensystem wirken. Dagegen bemerkt Eichhorn, dass wenn auch die vegetabilischen Säuren gleich Anfangs eine kühlende Wirkung haben, doch bald darauf eine erhitzende eintritt, also das Blut decarbonisiren, den Athmungsprocess anregen und die thierische Wärme vermehren. Grundfalsch ist nach denselben, dass der Sauerstoff das Blut decarbonisire. Das Ganze dreht sich hier um primäre und secundäre Wirkung der Mittel und fasst man dies nur in das Auge, so schwinden auch die Widersprüche.

W. Dalton. The Lanzet. Septb. 1841.

Rühmt die rohen Kartoffeln, geschält mit einem Zusatz von Essig, nach seinen Erfahrungen, welche er während 3 Jahren auf einem Schiffe gemacht hat.

Нарникелъ. Военн. Журн. Ч. XXXVIII. (Journ. für Militärärzte. B. 48.)

Der Scorbut ist eine gewöhnliche Erscheinung unter den Truppen an der Ostküste des schwarzen Meeres. Im Sommer 1840 herrschte er so ausgebreitet, dass binnen 3 Monaten 1080 Kranke im Hospitale von Phanagoria aufgenommen waren und durch die häufigen Complicationen mit Febr. gastr. nervos., Febr. intermitt., Dysenter. und Hydrops sehr bösartig wurde.

1842. Guislain: Annal. de la Soc. med. de Gand. Januar 1842.

Nach G. wird jetzt der Scorbut nur noch unter den Matrosen angetroffen; auch erörtert er: dass zum Entstehen nicht allein klimatische Einflüsse, sondern auch mangelhafte Ernährung etc. nöthig sind.

Medico-chir. Review. April 1842. No. 72. p. 358.

Auf der Englischen Flotte ist die Sterblichkeit durch den Scorbut, in Folge der besseren Bekleidung, der grösseren Reinlichkeit, der besseren Ernährungsweise, gering.

Chomenko. Journ. f. Militärzte (Russisch) B. XXIX. No. 2. 1842. Vergl. Canstatts Jahrb. B. III. H. 2. S. 190. 1844.

Als wirksam gegen Scorbut wird der Kumis gerühmt.

J. Forni. D. de scorbut. Ticini 1842.

J. Magrini. D. de scorbut. Ticini. 1842.

Beide Schriften sind ohne Bedeutung. Der erstere schildert den Scorbut als Angiosthenie, der zweite zählt den Wasserkrebs zu dem Scorbut.

F. Coale. Ammerican. Journ. 1842.

Liefert Bemerkungen über den Scorbut auf der Fregatte Columbia, mit 480 Mann Besatzung, auf der Reise um die Welt. Die Provision war reichlich und gut, ausgenommen Fleisch und Wasser. Der erste Fall kam beim Cap der guten Hoffnung vor, wurde jedoch bald hergestellt. Die zu Bombay eingenommenen Lebensmittel, Fleisch und Zwieback waren schlecht und nachdem an der Küste von Surinam die Ruhr ausgebrochen, an der Küste von China aber nur noch als Durchfall fortdauerte, stellte sich auf der Fahrt nach den Sandwichinseln (August) der Scorbut ein. Denselben voraus gingen Nachtblindheit bei der grösseren Anzahl der Mannschaft. (Coale irrt in der Angabe: dass nur Bonnet (Lond. med. Gaz. B. IX.) allein das gleichzeitige Vorkommen der Nachtblindheit und des Scorbuts erwähnt habe. Man vergleiche Bampfield, Delford, Blanc, Hulme etc. etc.)

Unter den Erscheinungen walteten gastrische Symptome und die Neigung zur Geschwürbildung vor. Die habituellen Grogtrinker befielen zuerst. Es starben am reinen Scorbut 23. Von den Officieren litten von 28 nur 3 und leicht, bei übrigens gleicher Kost. Nur nach beendigter Reise bei frischer Nahrung liess das Uebel nach. 7 starben bald nach der Landung und einer nach 6 Monaten.

Budd. Lond. med. Gaz. Aug. 1842.

B., sich auf die Untersuchungen von Busk stützend, meint: dass die Quantität der Hämatosine im Blute Scorbutischer vermindert sei, während die Menge des Faserstoffs, (?) des Eiweisses und der Salze vermehrt wäre; dass die eigentliche Beschaffenheit in den Salzen zu suchen; dass irgend ein salziges Prinzip (?), klein vielleicht in Betrag, aber bedeutend im Einflusse und nothwendig für die Ernährung, fehle. Diese Ansicht ist ohne Basis und würde nur dann Berücksichtigung verdienen, wenn ihr gleiche Resultate in allen Stadien des Skorbuts zur Seite ständen, obgleich auch dann noch durch Constitution, Lebensart, Complicationen etc. gar manche Verschiedenheit bedingt sein muss.

Die folgenden Nummern enthalten einen Aufsatz über mangelhafte Ernährung, der wenigstens indirect hierher zu zählen ist. Dabei findet man angeführt: dass nach Malcolmson bei den Gefangenen in Indien, welche nur Brod und Wasser erhielten, der Skorbut auftrat. Ebenso dass im Milbaer Penitentiary die Gefangenen, als im Juli 1822 die Kost geändert und sie fast gar keine animalische Nahrung erhielten, kraftlos wurden und sich später Durchfälle und Scorbut einfanden, der nach weissem Brode, Reiss, Fleisch und 3 Zitronen täglich, wieder verschwand.

F. Forry. Ammerican Journ. 1842. p. 77. f.

Ueber den Scorbut unter den Truppen der vereinigten Staaten zu Council Bluffs und S. Peters am Missouri im Winter und Frühjahr 1820. (Nach Mower und Gale). Die Zahl beider Besatzungen betrug 1016 Mann. Die Zahl der Kranken bis zum 1 März 895, wovon 503 am Scorbut litten und 168 starben. Als Ursachen hat man anzusehn: Kälte, Feuchtigkeit, grosse Anstrengungen und Mangel an Fleisch und frischen Vegetabilien. Von den Officieren erkrankte nur einer. Die Jäger, welche in den Wäldern von Wild lebten, blieben gesund. Als mit dem April wilde Vegetabilien (Alliumarten) genossen werden konnten, so erholten sich auch die schwer Erkrankten bald.

Chomel. Gaz. des hopit 13 Febr. 1842.

Einzelner Krankheitsfall, wo das Zahnfleisch so bedeutend geschwollen war, dass die Zähne gänzlich von demselben bedeckt wurden und deren Plätze nur noch durch eine längs des Kieferrandes hinlaufende Vertiefung zu erkennen war.

Antonio Carnevale Arella. Giornale delle scienze mediche di Torino. 1842.

Der Verfasser hält das Uebel irrig für anstekkend und als Hauptmittel führt er Nasturtium aquaticum an.

1843. G. Andral. Essai d'hematologie pathologique. Paris 1843.

Andral hat im Blute Scorbutischer eine geringere Menge Faserstoff bei gleicher Quantität Blutkügelchen gefunden und betrachtet die Verminderung des ersteren und das relative Vorherrschen der letzteren für das Charakteristische.

G. v. Samson-Himmelstiern. Beobacht. üb. d. Scorbut etc. Berlin 1843. Recens. in d. Med. Zeit. Russl. 1844. No. 2. (Kr.) — C. Ch. Schmidt's Jahrb. 1844. B. XXXXIII. H. 1. S. 125 (Radius.)

Der Verf. theilt den Scorbut in folgende Stadien ein: 1) *in das der Infiltration* oder Transsudation, welche entweder mit Zerreissung der Capillargefässe oder ohne dieselbe geschieht; 2) *in das der Maceration*. Diesem entspricht ein faserstoffarmes Blut und folgt meist dem der Infiltration ohne Faserstoffablagerung. Noch ist 3) *das der Restitution* möglich, indem oft sehr bedeutende Zerstörungen zurückgebildet werden. Allein diese Eintheilung wird eine lichtvolle consequente Entwickelung des Krankheitsbildes schwerlich zulassen. Als nächste Ursache betrachtet der Verf.: Zerfallen des Blutes in seine Bestandtheile, beginnendes Absterben desselben im lebenden Körper und gehemmter Einfluss der Gefässnerven.

Er betrachtet in seiner Schrift die pathologisch-anatomischen Veränderungen, welche durch den Scorbut in den verschiedenen Geweben des Körpers, in den Eingeweiden, Flüssigkeiten, und der Psyche entstehen, auf eine sehr belehrende Weise und jeder einzelne Abschnitt bietet Interessantes dar. Als Anhang sind noch Krankengeschichten beigefügt und zwar als Belege für die einzelnen aufgezählten Thatsachen.

1843. Radius. De scorbuto. Lips. 1843.

Diese kleine Schrift liefert im Allgemeinen manche Belege zu den Erfahrungen, welche wir bei G. v. Samson finden.

C. A. Reuss. Ueber den Scorbut. Würzb. 1843.

W. Blay. Lond. med. Gaz. Vol. XXXI. 1843.

Sucht durch statistische Tabellen nachzuweisen: dass die in Wasser abgekochte Kartoffel ein gutes Prophylacticum gegen den Scorbut in Gefängnissen abgiebt. Aus den Tabellen ergiebt sich ein sehr häufiges Vorkommen des Scorbuts in den Englischen Gefängnissen, veranlasst durch die Ernährungsweise mittelst Brod und trockner Vegetabilien. Als Grund für die antiscorbutische Wirkung der Kartoffeln giebt Blay das darin enthaltene Acidum tartaricum (nach Einhoff: Gehlen's Journ. B. IV. S. 455), oder citricum an (Vauquelin, Journ. de physiol. T. 85. p. 118).

Canuti. Bullet. di Bulogna. Maggio e Giugno. 1843.

Will das Secale cornutum bei zwei Scorbutischen mit ausgezeichnetem Erfolge gebraucht haben, allein seine eigene Furcht vor dem Mittel liess ihn bald zu antiscorbutischen Kräutersäften greifen, welchen offenbar die Beseitigung des Scorbuts anheim fällt.

1843. Grancelli. D. de scorbut. 1843. (Unbedeutend.)

Taylor. Prov. med. Journ. 1843. No. 129.

Ein einzelner Fall.

Borchard. Journ. de med. de Bordeaux. Mai 1843.

Ein einzelner Fall.

1844. H. Thielmann. Die scorbutische Augenentzündung, in d. Med. Zeit. Russl. 1844. No. 1 u. 2.

Behandelt den Gegenstand auf reiche Erfahrung gestützt so gründlich, dass nicht nur die bisjetzt gültigen falschen Ansichten berichtigt sind, sondern dass auch diese Lücke in den Handbüchern über Augenkrankheiten vollkommen ausgefüllt wurde.

J. A. Lange. Zincum muriaticum gegen Syphilis mit Scorbut complicirt. Ebendas. No. 12.

Zugleich erörtert der Aufsatz gegen Hunter etc. dass Scorbutische von primärer Lues inficirt werden können.

Pupke, Wirkung des Citronensaftes gegen den Scorbut. Vergl. Preuss. Vereinzeit. No. 18. 1844.

Ein einzelner Fall, der aber wohl der Stomacace zuzuzählen ist.

Cejka. Prager Vierteljahrschr. I 2. 1844.

Behandelt eine Scorbutepidemie im Provinzialstrafhaus von Prag im Mai und Juni 1843. Von 777 Sträflingen wurden 397 (320 Männer 77 Frauen) Individuen mit 11 Pct. Sterblichkeit befallen. Die Krankheitserscheinungen waren im Allgemeinen die gewöhnlichen. Bei den hydropischen Erscheinungen kam eiweisshaltiger Urin vor; übrigens traten dieselben eben so wie Pyämie (pustulöser Ausschlag, Furunkeln, Abscesse, Pseudoerysipelas, Lobularentzündung der Lungen, Milz und Nieren, Ruhr etc. als Nachkrankheiten auf. Unter den Complicationen wurde häufig die mit Tuberculosis pulmonum beobachtet, ohne dass jedoch der Scorbut auf die letztere einen besondern Einfluss ausgeübt. Acne rosacea erlitt Verschlimmerung, während Mentagra für die Dauer des Scorbuts verschwand. Die Ergebnisse der pathologischen Anatomie sind reichhaltig, wurden aber nicht alle durch den Scorbut bedingt. Bei der Aetiologie bemerkt der Verf. ganz richtig: dass die krankhafte Haematose von mehreren Ursachen abhängig gewesen. Als vorzügliche Gelegenheitsursachen hat man den Mangel an frischem Fleische und frischen Vegetabilien zu betrachten. Die Behandlung ward mit Umsicht mittelst der bekannten Mittel durchgeführt.

W. v. Samson-Himmelstiern. Häser's Archiv. V. 4. 1844.

Resultate einer Scorbutepidemie, welche er in der ersten Hälfte des Jahres 1840 zu Moskau beobachtete. Sowohl die ursächlichen Momente, als auch die Krankheitserscheinungen, so wie die Ergebnisse in Bezug der pathologischen Anatomie, bieten nichts Besonderes dar, jedoch sind die Untersuchungen genau angestellt. Aus dem niedergelegten Material dürfte Folgendes hervorgehn. Ueberall zieht der Scorbut materielle Vorgänge nach sich, mit Ablagerung eines Stoffs an verschiedenen Stellen, der entweder in den serösen Bestandtheilen, oder verbunden mit dem Faserstoffe des Blutes besteht. Leider fehlen auch hier die chemisch-mikroskopischen Untersuchungen des Bluts, der Exsudate etc. und so auch die Feststellung des wichtigsten Theiles, nämlich: ob die durch das Capillargefässsystem vollbrachte Ablagerung die gewöhnlich im Blute enthaltenen Bestandtheile darbieten oder eigenthümlich-pathologische.

Hebra. Oestreichische Wochenschrift. 1844.

Liefert die Beschreibung von 5 Fällen von Purpura scorbutica.

C. Novellis. Omodei's Annali universali. Nov. 1844.

Beobachtungen des Scorbuts im Militärhospitale zu Alessandria. Das Uebel soll auf phlogistischer Basis beruhn, zumal wenn es akut auftritt und sonach hält er auch die antiphlogistische Behandlung für die entsprechendste.

Lachéza. Du scorbut d'Arabie, dit improprement plaie du Hedjaz. Bullet. de l'acad. de Méd. de Paris. Juin. 1844.

Beobachtungen unter dem Heere des Vicekönigs von Egypten, wo das Uebel häufig und verderblich ist und den Namen Wunde von Hedjaz trägt. Die Ursachen sind die bekannten.

1844. L. Beer. Ueber die in öffentlichen Straf- und Correctionshäusern vorkommende scorbutische Cachexie: Oestreich. Jahrb. Dec. 1844.

Besonders in Bezug auf die Prophylaxis in solchen Anstalten wichtig, von der er weit mehr Erfolg sah als von Zitronensaft, Säuren und Bierhefe.

1845. C. Lingen. Anatomische Veränderungen der Rippen und Rippenknorpelverbindungen durch Scorbut. Med. Zeit. Russl. 1845. No. 39.

J. Kirby. Hydriodate of potash in Land-Scurvy: Dublin med. Press. Octbr. 1845.

Obgleich nicht zu entscheiden, wie viel Diät oder Kal. hydrojod. hier gewirkt haben, so verdient der Fall dennoch in Bezug auf das letztere Beachtung.

Stöber. D. de l'influence que l'analyse chimique et la micrographie ont exercée sur la Pathologie et sur la Therap. Strasb. 1845; Vrgl. Mem. de Med. chir. et Pharm. milit. T. 59, p 179.

Ueber die veränderten Mischungsverhältnisse des Bluts im Scorbut, nebst Erörterung der Resultate, welche Rhodes, Busk und Budd aus angestellten Versuchen zogen und die der Ansicht von Henderson: über die Ursache der scorbutischen Blutungen, direkt widersprechen.

1846. Th. Schütz. Ueber die Wirkung des Kruts im Scorbut; beobachtet während einer Scorbutepidemie zu Troizk im Orenburgischen Gouvernement, im Jahre 1840. Med. Zeit. Russl. 1846. No. 1. 2.

C. Novellis. Sullo Scorbuto. Indagini, osservazioni ed esperienze: Annali univers. di med. April. Maggio 1846.

Verbreitet sich vorzüglich über die Ursachen, welche den Scorbut unter den Gefangenen zu Alessandria hervorrufen. Beweist die Nichtansteckbarkeit des Scorbuts und rühmt besonders den Salpeter bei der Behandlung.

Guyon. De la nature de la maladie connue des Anciens sous le nom de Scelotyrbe ou Scelotyrben: Comptes rendus de l'Academie des Sc. T. XXII.

Sucht zu zeigen, dass die Scelotyrbe veterum dem Scorbut zugehöre und scorbutische Schwäche und Steifigkeit der Glieder bezeichne.

1847. A. v. Kyber. Bemerkungen über den Morbus cardiacus (Pericarditis scorbutica) und über Paracentese des Herzbeutels in demselben. St. Petersb. 1847. gr. 8. Vergl. Med. Zeit. Russl. 1847. No. 21—25.

Nach den Beobachtungen im Cronstädter Seehospitale, mit besonderer Rücksicht auf die Paracentese und darauf folgenden grossen Gaben von Chinin. sulphuric. bearbeitet.

Th. Schwank. D. i. pathol. therap. de Haemopericardio scorbutico. Dorpat. 1847.

Enthält nur dürftig dasjenige, was bereits von Seidlitz, G. v. Samson, W. v. Samson und A. v. Kyber über Pericarditis scorbutica bekannt gemacht wurde.

J. O. Curran. Ueber Scorbut: Dublin Quaterly Journal of Medical Science 1847. Vergl. Froriep's Notiz. d. Nat. und Heilk. Januar 1848. No. 6. B. V.

C. liefert eine umfangreiche Abhandlung, die, ausser historischen Erörterungen über das Alter, Geschlecht, Natur des Scorbuts, auch noch die Diagnose der Purpura vom Scorbut erörtert.

Marchal (de Calvi): note sur la composition du sang dans le scorbut.: Gaz. méd. de Paris. No. 34. — Froriep's Notiz. d. N. u. H. 1847. No. 5. B. IV.

Die Untersuchungen theilte M. der Akademie in Paris mit und dieselben liefern folgende Ergebnisse. 1) Es giebt zwei Arten von Blutungen beim Scorbut: Infiltration und eigentliche Blutungen, welche sowohl äussere als innere sein können. 2) Bei der interstitiellen Blutung können sich die Gewebe entzünden; 3) diese Reaction soll zugleich erklären, dass bisweilen das Verhältniss des Fibringehalts nicht abnimmt; allein nach meiner Meinung möchte hier wohl die Folgerung umgekehrt die richtige sein, zumal da die praktische Erfahrung die Belege dazu liefert. 4) Bei der eigentlichen Blutung kann man mit Sicherheit annehmen, dass weil jede lokale Reaction fehlt, auch das Verhältniss der Fibrine geringer werde. (Auch hier ist die Folgerung umzudrehen.) 5) Bis jetzt hat sich nichts ergeben, was die Annahme von Armuth an Faserstoff im Blute als unrichtig herausstellt. 6) Bei der beobachteten Epidemie, hat, ausser den diätetischen Verhältnissen, noch eine andere unbekannte Ursache mitgewirkt. 7) Eiweiss und Blutkügelchen sind im Scorbut vermindert, und dennoch treten weder (nicht immer) Wassersuchten noch Arteriengeräusche auf. Was das Fehlen der ersteren anlangt, so leuchtet ein, dass ein Mangel an Eiweissbildung sehr verschieden ist von einem Verluste dieses Stoffes. 8) Scorbut und Typhus sind nicht analog; bei dem einen besteht Verarmung des Bluts, bei dem andern Vergiftung desselben.

1847. Becquerel et Rodier, de la composition du sang dans le scorbut.: Gaz. méd. de Paris. No. 26.

Die Ergebnisse der Analyse des Blutes von 5 scorbutischen Individuen. Die Blutkörperchen und das aufgelöste Eiweis waren vermindert, und der Wassergehalt entsprechend vermehrt. Der Faserstoff nicht vermindert, sondern theils in normaler, theils vermehrter Quantität vorhanden. Positiv verändert und zwar verringert war das specifische Gewicht. Dissolution des Blutes und grösserer Gehalt dieser Flüssigkeit an Alkalien oder Salzen nicht vorhanden.

A. Fauvel, mémoire sur le scorbut observé à la Salpetrière en 1847, et sur la composition du sang dans cette maladie.: Archives générales de méd. Juillet.

Genaue Schilderung der Krankheit in der genannten Epidemie. Die allgemeinen Bemerkungen über die Beschaffenheit des Blutes reihen sich an die von Andral an.

Andral, note sur l'état du sang dans un cas de scorbut. Comptes rendus. T. 24.

Ein Fall, der ganz analoge Resultate mit den von Becquerel und Rodier angegebenen lieferte.

Beaugrand, nouvelles observations sur l'état du sang dans le scorbut. Journ. des connaissances méd. Août.

In den sogenannten neuen Beobachtungen des Hrn. B. findet man nur Reflectionen über die von Becquerel, Rodier, Andral und Fauvel mitgetheilten Thatsachen, die jedoch etwas Neues oder Bedeutendes nicht enthalten.

R. Christison, über epidemischen Scorbut im Generalgefängnis zu Perth und in Edinburg etc. unter den Eisenbahnarbeitern. Monthly Journ. of med. Sc. Juni und Juli.

Wichtig in Bezug auf die Genesis der Krankheit. Als wichtigste Krise beobachtete er verschiedene chronische Hautausschläge. Die Krankheit herrschte so ausgebreitet, dass $^1/_8$ der männlichen und $^1/_{20}$ der weiblichen Kranken im Gefängniss zu Perth scorbutische waren. Als Ursachen führt er nur Bekanntes an. Als Heilmittel empfiehlt er Milch.

Ch. Ritchie, Beiträge zur Pathologie und Therapie des gegenwärtig in verschiedenen Theilen Schottlands herrschenden Scorbuts. Monthly Journ. Juli und August.

R. zählt 4 Arten von Scorbut auf: 1) durch Anämie, Abmagerung, Durchfall, Blutungen, Wassersuchten, geringe Affection des Gefässystems und das Fehlen der eigentlichen Scorbutsymptome charakterisirte Form. 2) Diejenige Form, welche durch Anämie, häufigen Durchfall, beschleunigten Puls, epigastrischen Schmerz, Traurigkeit, Petechien, rothe urticariagleiche Eruption und Blutungen gebildet wird. 3) Eine Form mit neuralgischen, den rheumatischen ähnlichen Schmerzen, Zahnfleisch-Affection und Ecchymosen. 4) Die gewöhnliche Form mit Zahnfleischblutungen und Ecchymosen an den Gliedern.

Bei uns hier, und so weit mir die Beobachtungen aller Zeiten zugänglich gewesen, habe ich diese Formen mit ihren angeführten Erscheinungen nicht so abgegränzt gesehen und gefunden.

Lonsdale, über den Scorbut in Cumberland. Ibid. August.

Die Ursachen des Scorbuts in Cumberland und der Umgegend wie auch in Schottland überhaupt während des Winters von 1846 zu 1847 sind der Misserndte zuzuschreiben.

Th. Shapter, über das neuerliche Vorkommen des Scorbuts in Exeter und seiner Umgegend. Lond. med. Gaz. Mai.

Enthält nur Bekanntes.

O. B. Bellingham, Fälle von Scorbut. Dublin med. Press. Juli.

Bei den Symptomen sagt der Verf.: niemals habe er an der Stelle der grossen Arterien Blasebalggeräusche, noch an den Halsvenen Nonnengeräusche gehört, obschon das anämische Ansehn der Kranken solches hätte erwarten lassen.

Moore Neligan, Fälle von Seescorbut. Dublin quart. Journ. November.

3 Fälle beobachtet auf einem Russischen Schiffe während der Reise von Odessa nach Dublin. Auch theilt er 2 Analysen scorbutischen Blutes mit.

Blot, über die Gehirnzufälle im Scorbut.: Union. méd. No. 50.

Gehirnerweichung, die in keiner Beziehung zum früher überstandenen Scorbut steht.

Gouzée, Beobacht. v. Scorbut.: Arch. de la méd. belge.

Einzelner Fall.

Allgemeiner Ueberblick der Scorbutepidemie, welche 1846 und 1847 in Grossbritannien geherrscht hat. Union medic. No. 125. 127. 128 und 131.

Gaz. méd. de Paris. No. 38.

Sucht die Verwandschaft des Scorbuts, der Purpura, des Oedems und der Elephantiasis nachzuweisen.

Scoutetten, über eine Scorbutepidemie in Givet.: Bullet. de l'Acad. roy. de Méd. T. XII. No. 21.

Mangelhafte Ernährung nach einer Typhusepidemie brachte im Militärhospital zu Givet unter 2 Regimentern den Scorbut zum Ausbruche, indem gleichzeitig feuchte, ungesunde Beschaffenheit des Hospitales selbst wesentlich mitwirkte.

A. Anderson, über die verschiedenen Meinunnungen bezüglich der Ursachen des Scorbuts: Monthly Journ. of med. Sc. Septbr.

Sucht die zu allgemein ausgesprochene Behauptung Christisons zu widerlegen, dass Milch in allen Fällen antiscorbutisch wirke. Die Frage A.'s ob Scorbut aus verschiedenen Ursachen, nämlich bald aus dem Mangel frischer Vegetabilien, bald wieder aus dem von stickstoffhaltiger Nahrung entspringen könne, dürfte dahin zu beantworten sein, dass weder der eine noch der andere für sich allein, wohl aber in Verbindung mit andern prädisponirenden und Gelegenheitsursachen das Uebel hervorrufen kann. Dass die Milch mehr durch die während der Verdauung erzeugte Milchsäure, als durch ihren Kaseingehalt antiscorbutisch wirke, ist als Hypothese anzusehen. Auch hier sind beide Bestandtheile wirksam und nicht einer, und die Milch ist wie jedes anderes kein absolutes Specificum. Was auch von den vom Verf. gerühmten Kartoffeln gilt, obgleich sie die 3 zur Ernährung nothwendigen Elemente enthalten. Ueber die Beschaffenheit des Blutes im Scorbut bemerkt der Verf., dass derselbe Anämie herbeiführe, in Folge deren die Menge der Blutkörperchen und des Eiweisses abnehme, während Faserstoff und Salze unverändert blieben.

Hier ist wie bei allen in der letzteren Zeit veranstalteten chemischen Untersuchungen des scorbutischen Blutes wohl zu bemerken, dass es von Kranken, mit den leichteren Graden behaftet, genommen wurde, dass also nur die beginnende Umänderung und auch diese nicht eben vielfältig erörtert ist.

Th. Coycock, klinische Vorlesungen über Purpura oder Landscorbut.: Dublin med. Press. April.

Schreibt die in England herrschende Scorbutepidemie von der Kartoffelmisserndte her; auch meint er, der Anbau derselben habe das seltenere Auftreten der Krankheit in England überhaupt bewirkt.

1848. Henricus Christ. Sellheim. D. i.

Nonnulla de Pericardii paracentesi. Acc. 1 Lith. Dorpat 1848.

Die Schrift ist in so weit als eine Ergänzung der Schrift von A. Kyber anzusehen, als sie die Operationsmethode genauer erörtert und beschreibt.